井上勝夫
Inoue Katsuo

子どもに学ぶ精神科医のココロエ

日本評論社

子どもに学ぶ精神科医のココロエ◉目次

いつも患児から教わって

1

私はいつも迷っている。だから、いつも患児から教わっている。

打ち明け話というわけでもなく、少なくとも私は臨床でまったく迷わないということはない。いつも、ある程度迷っている。本章では、筆者が薬物療法をめぐってより迷った症例を、いくつかのパターンのタイトルを付して提示する。掲載に同意が得られた症例についてはややくわしく、同意を得る機会が得られない症例についてはさらに個人が特定されないよう簡潔に記述する。そのうえで、子どもの薬物療法などに関する筆者の考えを述べたい。

結果的に薬物療法が奏功した症例

家族やとても親しい人とは普通に話せるのに、それ以外の場面ではまったく話さなくなる小学校高学年女児。「選択性緘黙」と診断できる。問診には仕草でＹＥＳ／ＮＯを表現してくれるので、さまざまうかがったところ、皆と同じように話したいのだという。一方で、周囲の人々の配慮で話さなくて済む今の状況は楽ともいう。ずっと前からクラスで同世代の人たちといると、極度に緊張するので、接点をなるべく少なくしておきたい、けれども、自分の将来が心配なので、やはり早く治りたいという。ＩＣＤ－10でいう「小児期の社会不安障害」の要素もみてとれるので、迷いつつ薬物療法を提案した。同意を得て、選択的セロトニン再取り込み阻害薬（ＳＳＲＩ）を処方した。二週間後の再診で対人緊張が軽快し、少しずつ話せるようになった。学校活動に慣れた頃を見計らって薬を減量、中止した。よい状態が続き、治療終結に至った。ただし、同薬が無効どころか異常な食欲亢進の副作用が出た選択性緘黙の症例もいる。

食事をとる前に「気持ち悪くなったらどうしよう」との強い不安が起きる中学生女児。とくに学校で昼食をとると、「お腹のあたりがゴロゴロしてきて気になる。気持ち悪くなるのもつらい」という。これが一年以上続いていて、小児科医の診察を受けても改善に至らなかった。体重が増えていないので深刻である。「身体表現性自律神経機能不全」といえる。外来でリラクセーションを実施したが、改善はなかった。このため、迷いつつ、食事前に薬効の弱い抗不安薬を内服するとの、きわめて異例な薬物療法を提案した。同意が得られたので処方したところ、幸い副作用なく、安心して食事がとれるようになった。体重も増えた。そして、生活全般にわたって自信を深めた。ただし、プラセボでもよかったのかもしれない。

迷ったが、薬物療法なしで回復した症例

自分でも無意味と知りつつ、ドアの開閉の繰り返し、頻繁な手洗いをしないと気が済まないという小学校高学年女児。そういう行動をせざるをえない自分にもどかしさを感じている。日常生活はスムーズに進まない。「強迫性障害」と診断された。行動療法や薬物療法の適応がある。しかし、根拠を言葉で表現することはなかなか難しいのだが、この症例については初潮前の強い不安が強迫症状の背景にあると考えられた。迷いつつ、意見としてその旨を述べ、初潮がきて体の新しいコンディションに慣れれば強迫症状が軽減するかもしれないとの予想を伝えた。それから約三ヵ月後、実際に初潮がきた。その後、強迫症状は自然に軽快し、再発もなかった。統合失調症の前駆期でもなかった。筆者の介入は、医師としての見立てを伝え、患児とご家族に安心していただいただけで、あとは自然経過を追ったのみであった。

最後の受診時、その患児は筆者に薬品の入った瓶をくれた。お礼なのでぜひ受け取ってほしいという。たいした治療をしていないにもかかわらず、である。薬品といっても、それは薬の形をしたミント味のキャンディで、瓶には手塚治虫の「ブラック・ジャック」のラベルが貼ってあった。その瓶は今でも医局に大切に置いている。ただし、そのような助言をした同じパターンの症例は、その後約一五年間みていない。

保険適応のある薬への切り替えで悪化した症例

幼児期から多動と衝動性が著しく目立ち、就学後も授業中に教室から出てしまう小学校中学年の男児。「活動性および注意の障害」または「注意欠陥／多動性障害」と診断された。当時、適応外使用であった中枢神経刺激薬を、その旨を伝え同意を得て処方したが、無効であった。この症例の場合は強力精神安定薬が衝動性の軽減に有効であり、教室で比較的大人しく過ごせるようになった。やがて、この疾患に適応のある薬剤が認可された。迷ったが、いつまでも適応外使用はよくないと判断し、その認可薬に切り替えた。ただし、両薬の主成分は一緒である。多動、衝動性はあっという間に悪化し、クラスに大変な混乱を招いてしまった。すぐにもとの強力精神安定薬に戻した。愚かな判断であったと、今でも後悔している。

なお、この症例については、その後認可された別の薬剤がある程度有効で、まあまあよい状態で思春期を迎えることができた。

患児の母親の薬物療法への迷いを汲み続けざるをえなかった症例

小学生になっても言葉が出ず、視線も合わず、特殊学級（今の特別支援学級）に在籍する小学校高学年男児。現在の様子と発達歴などから、「小児自閉症、および中等度知的障害」と診断された。この症例は予定変更、いつもと違うパターン、テレビの音などに過敏で、追いつめられるとしばしば暴れた。自分の体を叩き、なだめようとする母親の体を叩き、腕を噛んだ。子どもの特性に合ったかかわりが試みられたが、強い過敏性からこの症例は苦痛を感じやすく、しかも言語表現につながらないため、苦痛の感情が粗暴な行動へと流れ出るパターンが繰り返された。強度行動障害であり、薬物療法の適応と判断し、その旨を母親に伝えたが、同意は得られなかった。薬に頼るのは親として敗北を感じるとも、薬の副作用が怖いとも話された。もっともなことである。子どもの粗暴な行動は変わらず、主治医として無力感を抱いた。

中学三年になり、肥満になった。その折、同居の祖父の聴力が低下し、音量をとても大きくしてテレビを観るようになった。説明しても患児への配慮はなかった。音の苦痛のため、患児は祖父を蹴るようになった。ここに至り、ようやく母親から薬物療法への遠慮がちな同意が得られた。保険適応のある強力精神安定薬をごく少量処方した。大柄な体格にもかかわらず、著しい眠気の副作用が生じたため、その半分の用量で処方し直した。その結果、眠気なく、粗暴な行動もかなり少なくなり、母親も祖父も患児の暴力を恐れずに毎日を過ごせるようになった。

養護学校（今の特別支援学校）高等部でも、作業の習得力が伸びた。さらに、突然二語文を話した。家族との散歩の帰りに夜空を見て「星がきれい」と言ったのである。この頃、実は自身に精神科治療の経験があり、薬物療法を受けて副作用のため大変な思いをされたとのことが、母親から打ち明けられた。

薬物療法以前に、診断に迷いつつ、長期間の対症療法を余儀なくされた症例

小学校五年時に、不登校と突然のかんしゃくを主訴に母親に伴われて受診した女児。幼児期からどちらかというと内向的で、自分の感情を言葉にせず物静かな性格。しかし、ちょっとした失敗がきっかけになってかんしゃくを起こす。手近にある物を投げる。ソファなど家具をひっくり返す。カーテンを引き裂く。止めに入る家族が叩かれる。このようなかんしゃくは幼児期から続いている。ただし、家庭内でしか、かんしゃくは起きない。既往歴として、乳児期に、けいれん重積による入院歴がある。「良性乳児てんかん」と診断され、約二年間抗てんかん薬の治療を受けた。

初診時、たしかに大人しい印象を与える。問診に静かに答えるが、「それはどんなこと?」「何かわけがありそう?」といったオープン・クエスチョンにはまったく返事がない。数回の脳波検査で突発波などの異常はなく、頭部画像検査でもホルモンを含む血液検査でも異常所見はみられなかった。精神現在症から、統合失調症や気分障害は否定され、発達歴から、広汎性発達障害(または自閉スペクトラム症)の特性もどうやら否定され、(後で念のため実施した広汎性発達障害日本自閉症協会評定尺度〔PARS〕でも否定的)、成育歴から愛着関係や対象関係の病理は明ら

かなものは把握されず、患児のかんしゃくは何らかの不安障害でもうまく説明されなかった。知能検査では標準域の知的水準であった。かんしゃくは、月経周期とも連動していなかった。

ICD－10に沿うなら、「他の小児期および青年期に通常発症する特定の行動と情緒の障害」との、何とも納得のいかない診断になったが、診断と呼べる代物ではない。DSMに沿うなら「間歇性爆発性障害」と似ているが、かんしゃくは自宅でしか起きないところが典型例と異なる。要するに、治療以前に、診断にとても迷った。ただ、ちょっとした後悔や迷いなどのネガティブな感情がなぜかうまく言葉にならず、イメージのままで留まってしまうのでモヤモヤし、限界に達するとかんしゃくが起こるのではないかとの曖昧な仮説を筆者は抱いていた。これは、患児が成長し、自身のネガティブな感情を自然に言葉にできるようになったときに本当にかんしゃくが収まるか否かで検証するしかないという、長い時間を要する話であった。

かんしゃくがひどいので、適応外使用などを説明し同意を得たうえで、バルプロ酸ナトリウムを処方し、徐々に増量した。幸い肝機能障害や高アンモニア血症などの副作用は生じなかった。かんしゃくにある程度効果がみられたが、十分とは言えず、リスペリドンの追加処方を余儀なくされた。しかし、この症例ではリスペリドンの定時内服で高プロラクチン血症と月経停止の副作用が生じたため、頓用に切り替えた。通院の他に、スクールカウンセラーとも面接した。中学二年になり、かんしゃくを起こすきっかけをようやく話すようになった。それは、「このお店のディスプレイ、きれいだね」など、何気ないことを言い忘れたと気づいたとき、あるいは、入浴時、どんな順序で体を洗うか迷うなど、日常的なことの些細な決めごとなどであった。学校でも些細な出来事で気疲れするため、毎日登校することができなかったようである。

不登校生徒を受け入れる高校の受験が決まり、面接と論文試験が課せられた。この時期、薬物療法の用量が最も多かった。入学後、高校のクラス分けテストがあり、「出題範囲がわからないから、困っている」と、自分から落ち着いて母親に相談した。これは、一見ごく当たり前のように思えるが、この症例の場合は非常に画期的なことであった。自分のネガティブな感情をうまく言葉にしているからである。その後、困ったことがあると、よくメールで母親に相談するようになった。これが自分のネガティブな感情の言語表現の練習にとても役立った。かんしゃくは著しく減って、高校一年中にすべての薬物療法が不要となった。そして、おしゃれを楽しむようになった。上品なコートとバッグで外来に来るようになった。母親もおしゃれの仕方を患児に相談しているという。おしゃれを楽しむのは、以前から患児が抱いていた念願であった。

子どもの薬物療法をめぐって迷う症例からの教訓

大前提であり言及するまでもないが、薬を処方できるのは医師のみであるからといって、医師は必ずしも薬物療法を行わなければならないわけではない。だから、薬物療法以外の種々の対応方法も身につけておくべきである。それは、ごく常識的な助言でもよいし、特別な精神療法（心理療法）でもよい。これは子どもの患者に限らない。

児童における向精神薬の臨床試験はきわめて乏しい。このため、リスクとベネフィットをよく勘案することが重要である。とくに、副作用には細心の注意が必要である。医師は、薬効について聴取する前に、副作用の有無を確認する習慣を身につけたいものである。

エビデンスが示すのは、薬効などの一定の確率の高さのみであって、目の前の患者に通用するかどうかは実際に確かめないとわからない。これも、子どもの患者に限らない。

薬物療法に関するエビデンスに基づく医療（ＥＢＭ）の知見は豊富だが、ＥＢＭは医療行為の下支えのひとつの層に過ぎない。現場で実践される医療の基盤は、もっと複数の層から成り立っている。ＥＢＭの層の下には、前ＥＢＭの層がある。あるいは、前ＥＢＭの層のないＥＢＭは、内容が薄くて医療の現場を支えるには脆弱と言ってもいいかもしれない。単純なＥＢＭが通用しない症例の場合、前ＥＢＭをどう適応するか、迷いが生じるのは当然である。ここはしっかり迷っていいはずである。これも、子どもの患者に限らない（ＥＢＭと前ＥＢＭの対比については、文献1を参照）。

薬物療法に限らず、医療行為で少しは迷いが生じるものである。複雑なはずの物事の判断に迷わない医者にかかりたい患者がいるだろうか。問題は、迷い方である。最近のトピックスの範囲で狭く迷うか、操作的診断とＥＢＭに関する豊富な知識で迷うか、患者の症状、環境、歴史など多くの個別的な状況を加味して何を優先にすべきか迷うか、といったふうである。これは、医師が医療の技能をどの段階まで獲得しているかにかかわる。(2) これも、子どもの患者に限らない。

薬物療法を含め、子どもの治療は望ましい発達を促すものになるはずである。症状軽減は当然として、症状のために阻害されていた発達が確認されたときに、子どもの患者に薬物療法を実施した意義の大きさを実感できるものである。

幸運にもというべきかどうか、筆者は、種々の精神疾患に関する知識はあっても体験がない。だから、子どもも含め、患者から教わることは実に多い。症状についてくわしく問診すると、なるほどそういうものかと感嘆する。薬物療法の反応についても同様である。

先にも述べたが、ＥＢＭを踏まえてもなお、目の前の患児に行っている医療行為は、ある種の検証である。検証を通じて教わる。大小さまざまな仮説を立てて検証し、必要な修正を加えていけば、治療はおのずと進むものである。これも、子どもの患者に限ったことではない。

こうしたわけで、私はいつも迷っている。そして、いつも患児から教わっている。

(1) 井上勝夫「ＥＢＭ医療と前ＥＢＭ医療」『テキストブック児童精神医学』一〇九頁、日本評論社、二〇

一四年
（2）井上勝夫「技能獲得の五段階」『テキストブック児童精神医学』一九三―一九五頁、日本評論社、二〇一四年

2 小児の発達障害において病識を獲得させることの是非をめぐって

はじめに

小児の発達障害における病識について述べる機会を得たので論考を試みた。この種の内容は、エビデンスに基づく医療（evidence based medicine：ＥＢＭ）の手法で様々な知見を収集して議論するのは不向きである。前ＥＢＭ医療[1]の観点、つまり、知識・知恵・経験・発想を重視する姿勢で論考を進めたい。小児が自分のことを深く理解し始めるのは、小学校高学年から思春期・青年期の時期であろう。よって、本章でいう小児は、学齢期のみならず、成人期の手前まで幅を広げることとする。さらに、発達障害といっても種類が多い。本章で触れるのは、知的な能力の障害を伴わない注意欠如・多動症（attention-deficit hyperactivity disorder：ＡＤＨＤ）、自閉スペクトラム症（autism spectrum disorder：ＡＳＤ）、そして、限局性学習症（または学習障害 learning disorders：ＬＤ）である。さらに、臨床上軽視できない、軽度知的能力障害（mild intellectual disability）～境界線の知的機能（borderline intellectual functioning）にも触れる。

病感と病識

病感とは「自分が心的に異常であるという漠然とした感じ」[2]のことである。一方、病識（insight into disease）は「おのれの病態（精神病）に対する自覚（洞察）、精神病という『病』に罹患したという洞察」を意味し、ヤスパース（Jaspers, K.）は、「個々の疾病症状全部、あるいは病全体として、種類も重さも正しく判断されるならば病識といわれる」と定義している。[3]自分の病気の診断名とその内容、重症度も正しく理解しているときに「病識を獲得している」というヤスパースの定義は要求度が非常に高い。患者には酷かもしれない。病識は、もともと統合失調症や気分障害など、内因性精神障害で使われている用語である。

病感と病識は、一見近い意味の二つの言葉だが、その差異に注目したほうがよい。すなわち、病感は、病状を実体験することを通じて患者本人が自ら抱き始めるものである。患者はその実感を何らかの日常の言葉で考え、訴える。これに対し、病識は、診察医からなされた診断告知や病状説明などを土台に獲得されるものである。患者は、後づけされた知識の理解を通じて、診察医の使う専門用語で考え始める。稀な例を除き、当初患者は病状の実感を専門用語で理解することはないし、診察医は、専門用語である程度理解はしていても、症状を実際に体験することはない。治療が円滑に進むには、患者に病識が獲得されているほうが有利なのはいうまでもないが、問題となるのは、それまでの過程である。患者は、病名など、症状や病状に診察医から説明された専門用語の言葉で名前が付けられることによって、それら漠然とした体験に整理がつき、距離をとって落ち着いて自分の精神疾患のことを考えられるようになるかもしれない。反面、言葉には、意味の曖昧さ、語感が与える印象、人の考えを狭くして時には堂々巡りに入り込ませる混乱の源（たとえば、発達障害は治るかとの問いをもつこと。発達障害は成長に伴って変化するものであり、治るか治らないかで考えるとわからなくなる）、先入観の元、いずれは誤解して使われる（あるいは意味が変遷していく）宿命にあるといった問題がある。伝言ゲームや法解釈の議論が成り立つ所以である。診察医は、これらの困難を乗り越え、専門用語を交えて患者にうまく診断や病気の特徴を患者に伝えられるであろうか。それには、回数を重ねて患者の理解を測りつつ、説明を重ねる工夫が重要であろう。「インフォームド・コンセントを一、二回の診察の目標にするのではなく、小さな説明と合意を繰り返していくものと考えたらどうであろうか」「小さなインフォームド・コンセントの積み重ねとは、お互いの言葉に内包している意味の違いに気づき、その違いをすり合わせ、共有できる言葉を模索していくことがあり、これ自体がまさに精神療法そのものでもあると思う」との青木の意見もある。[4]

病識と疾病観

ところで、「病識の獲得」は患者側の変化である。診察医が変化する必要はないのであろうか。種々の精神障害について整理・更新された診断基準を読めば、それで一応理解した気になれるかもしれない。しかし、それで十分であろうか。ここで、操作主義による診断基準は、ある疾患の外延（概念が適用される事物の集合）を示すが、内包（概念が適用される事物に共通な性質の集合）を示してはいないことを思い起こす必要がある。[5]個々の精神障害に関する本質の理解は、多くの患者の話をよく聞きながら臨床経験を積み重ねて、初めて深まるものである。疾病観の熟成である。言い換えれば、診察医の疾病についての洞察である（これも insight into disease）。真に治療に活かすことのできる病識は、これら患者の変化と診察医の変化の重なり合いで成立しうるともいえよう。

筆者が現段階で持ち合わせている発達障害の疾病観は以下の通りである。ＡＤＨＤもＡＳＤもＬＤも、ある種の強い特徴・特性あるいは才能を持ち合わせて生まれた少数派である。ＡＤＨＤ特性はその旺盛な好奇心と行動力でフロンティアや発明家の役割を担ってきたかもしれない。ＡＳＤはその関心の狭さと鋭さで博物学的な知識の蓄積や専門研究に寄与している。ＬＤの中には、苦手な能力を埋め合わせる代替えの能力を伸ばすことで活躍した者もいるかもしれない。ところが、多数派が構築した環境で彼らが生活しようとすると、どこかで無理や深刻な摩擦が生じる。ここに、彼らを発達障害（障害とdisorderの語感がこれまた非常に異なり、障害はいかにも差別的である）と呼ばざるを得ない事態が生じる。

発達障害における病感

病感が、自分が心的に異常であるという漠然とした感じであるなら、人生の途中で発症する精神障害と生来の発達障害では事情が異なるであろう。発症起点のある内因性精神障害などの場合は、発症前後の自分を比較できれば病感を抱けるようになる。一方、発達障害が生得的な要因によるものであるのなら発症起点は存在しない。むしろ、同世代集団の中に参加して一緒に活動し、自分と大多数の他人を比較したとき（できたとき）に病感を持てるようになる。ただし、病感というより、自分だけ何かができないとの、もどかしさや悔しさといった幼い心が抱く実感である。これらは、劣等感、自尊感情の低下に直結する。このことに配慮せず、「病識を獲得させる」との文言にとらわれて臨床を進めるのは、あまりに拙速であろう。

発達障害における病識のありようとその獲得の是非

各発達障害における病感、病識について述べる。ただし、小児への診断告知、説明内容とその仕方は個々の医師によってずいぶん違うようである。そもそも、こうすればよいとの単純な正解はないかもしれない。医師には説明責任がある一方、不用意な発言で患者を傷つけない配慮も求められる。筆者が行っている手順は以下の通りである。

まず、困難や問題点を整理しつつ患児の苦悩をすくい取っていくようにしている。すると、患児に自覚（ある種の病感）が芽生え始める。いずれ機会に恵まれれば、事前に保護者と協議した上で本人に診断名を伝える。ただし、そうした専門用語は所詮医師が編み出した造語であり、理解しにくい点がどうしても残ることや、普段の生活で診断名にとらわれ過ぎず、何かの折、役立つときに思い出す程度に扱ってよいことを付け加えるようにしている。つまり、通院や治療の意義の理解を進めつつ、本人が主体的に治療に向かえるよう促すうちに、病感が言葉で整理され、説明を重ね、ようやく病識が獲得されるといった、相手の反応を見ながら長い時間をかけて進める手探りの作業である。こうした作業を通じ、当事者である患児から教わることが多いのは言うまでもない。診察医の疾病観の深化に役立つのである。ただし、これは筆者のやり方で、ずいぶん控えめに映るかと思う。ＡＳＤの診断がついたら即座に本人に伝えるようにしている専門家もいるという。

ＡＤＨＤ

ＡＤＨＤでは、不注意、多動、および衝動性の主症状そのものが薬物治療の対象であることが、病感の抱き方、病識の持ち方に影響を与える。およそ小学三、四年になると、ほとんどの患児がＡＤＨＤ症状による不全感を子どもなりに深く自覚する。それは、「ちゃんと行動したいけど、自分だけうまくできない」「失敗が多く、どうしても自分だけ叱られることが多い」と表現される。薬が有効であると、「僕には、薬があったほうがいいんだ」との薬物治療の必要性を自覚する。これが病識の素地となるようである。中学生前後になると、なぜ自分だけ通院や薬物治療が必要か、強く疑問を持ち始めることが多い。自分は何の病気か、診断名を知りたがることもある。この時期に診断告知を行う。ＡＤＨＤがどのような性質のものか、それまでの治療にどんな意味があったのか、そして、これからの予想も改めて説明する。改めて、というのは、薬物治療開始前のインフォームド・アセントのときに、小児にもわかる簡潔な形で一度説明しているからである[6]。

ＡＤＨＤにおいて病識を獲得させることの最大のメリットは、青年期、成人期になっても症状が軽快しない場合の再受療の判断のしやすさであろう[7]。デメリットは、やはり注意欠陥多動性障害と日本語で説明したときの「障害」の語感の悪さであろう。DSM－5でのADHDの和訳に、「注意欠如・多動症」も併記されたのは、こうした問題を避けるために有意義であると考える。[8]

なお、他院でADHDと診断され筆者の病院を受診した患児の中には、学校での多動は知的能力障害で十分説明がつくことがある。教室で理解できない授業に付き合わされて退屈しのぎに楽しいことを探しているのを、注意散漫とか落ち着きがないと評価されての誤解である。保護者も患児にもすでにADHDとの誤診が告げられていることが多い。こうした事態は病識を論じる以前の問題なので、ここでは触れない。

ASD

ASDの症状（特性と呼ぶべきか）は、従来の三つ組「対人的相互反応における質的な障害」「コミュニケーションの質的な障害」、そして「行動、興味、および活動の限定された反復的で常同的な様式」[9]、あるいはDSM－5の診断基準[10]のように、「社会的コミュニケーションおよび対人的相互反応における持続的な欠陥」と「行動、興味、または活動の限定された反復的な様式」にまとめられている。では、中核症状は何かと問われると、答えに窮する（たとえば抑うつ気分を除けばうつ病は成立しないので、うつ病の中核症状は抑うつ気分。では、ASDから何を抜けば、ASDは成立しないかとの議論）。したがって、ASDは、三つ組などを主とした種々の特性の複合体と理解するのがよさそうである。

ついでながら、診断基準は、ＡＳＤでない人たちが作成したものである。思考実験として、ＡＳＤ当事者が診断基準を作ったらどのようになるか考えると興味深い。たとえば、社会的相互反応の質的障害は、さしずめ「他人の表情、仕草、態度から、その人の気持ちが推測しにくい」とでもなるのであろうか。こうした記述が可能であれば、ＡＳＤの人が抱く病感にかなり迫れるかもしれない。

先に、発達障害の場合、病感は自分と大多数の他人を比較したとき（できたとき）に生じると述べた。ＡＳＤの場合、この比較の程度が様々である。一般的に、思春期前まで、自他の比較は難しいようである。ＡＳＤの社会的相互反応の質的障害が自他の区別を困難にするのである。青年期になって、自他の違いを強く意識し、「自分は、他の人たちと違う、自分が何なのかわからない」とのきわめて漠然とした不安を抱き、これを訴えて受診する患者もいる。これは、ＡＳＤ全体に関する病感と呼ぶことができるであろう。一方、いつまでも自他の比較ができず、一方的な言動を続けるＡＳＤ患者もいる。この場合、全体的なＡＳＤ特性そのものに関する病感は生じない。初めに生じるのは、イジメ被害、作業効率の悪さ、対人トラブルなどの苦悩、不安、抑うつ気分などのほうである。これは、ＡＳＤの一部に関する病感、またはＡＳＤ特性から派生した症状に関する病感と言うことができるであろう。このように、ＡＳＤでは、自他を比較する能力の個人差が大きいため、病感のありようも様々である。

周囲との摩擦をなるべく避けるため、また、自分の得意と不得意を自覚して持てる能力を発揮したり支援を求めるため、さらに将来の適切な進路選択のために、ＡＳＤの病識は早く獲得できたほうがいいかもしれない。吉田は、療育の立場から、告知の効果、副作用、告知に必要な条件を以下のようにまとめている。[11] 診断名を知ること、あるいは丁寧に説明されることの効果は、「自分だけではなかった」「自分のせいではなかった」との安堵と罪悪感からの解放、なぜ技術（筆者註：社会スキルなど）を学ぶ必要があるかを正しく理解できること、「自己否定的な技術向上（適応技術をもっていても、技術を使えば使うほど、自分が『普通でない』と感じて自己否定感を強めてしまうこと）」の回避に役立つこと、自分を理解するためのキーワードに気づきやすくなる、自己の存在にかかわる秘密がなくなる、子どもと親・専門家の、より強固なチームが形成される、相談する決心と技術をはぐくむ、そして、診断名との混乱の少ない出会いを設定できることだという。一方、診断説明の副作用として、診断説明後の抑うつや退行、「自己否定的な技術向上」と必要な支援を受けることの拒否、将来への不安、満足・安堵による相談の終了を挙げている。診断告知の条件として、子どもの発達状況（自分はみんなと違っているようだという気づき、説明の理解力、誰彼かまわず話すことはしない能力）、支援の進み具合（「やりようはある」との実感を、子どもがもてていること、自分の特性は「長所でもある」という実感を、子どもがもてていること、「やりようはある」「長所でもある」という実感を、親もてていること、自己認知をうながすアプローチ（キーワードの提供）がなされていること）、そして、親の条件（子どもへの診断説明に、親が同意していること、診断説明に関する両親の方針が一致していること）、生活環境や社会資源の条件（子どもが担任を信頼していること、大きな環境変化の直前でないこと、一対一で相談できる場所が、親にも子どもにもあること）、さらに所属社会の状況を挙げている。このように、ASDで病識をうまく獲得させるには、実に様々な条件が整う必要がある。

ASDにおいて病識を獲得することのメリットは前段で触れた通りであるが、デメリットもある。「俺はASDだから」との考えにとらわれ、可能なはずの社会生活の展開を止めてしまう場合である。これは、周囲の者にはASD診断に安住した開き直りに映る。

なお、ASDの種々の特性は、定型発達からASDの典型例まで連続性をなすスペクトラムである。[12] したがって、過剰診断の問題が少なからずつきまとう。[13] 過剰診断されたり誤診されたりして身につけた認識は、そもそも正しい診断ではないので、病識とは言わない。

LD

LDは、視覚・聴覚など知覚の障害がなく、知的障害、情緒障害、環境的な問題がないにもかかわらず、聞く、話す、読む、書く、計算するまたは推論する能力のうち特定のものの習得と使用に著しい困難を示すものである。通常、学習内容が複雑になる小学三、四年の頃に顕在化することが多いようである。会話に関わる「聞く」「話す」の領域の障害では、友だちとのやりとりなど交友場面でも支障が生じやすく、「読む」「書く」「計算する」では、授業に追いつけない、試験で成果が得られないなどの影響が生じる。LDは、本人から困難が訴えられることはほとんどあり得ないようである。意識の高い保護者や学校教師がその子の困難を丁寧に調べていく中で、LDの可能性に気づかれることが多い。つまり、LDの病感は、患児本人は「何だか勉強がわからない」との曖昧な劣等感として意識される程度のものである。LDは、大人が発見するべきものであると言っても過言ではないだろう。

診断は不得意な領域の同定とその程度の評価、さらに、発達歴でその領域が以前から遅れがあることから診断される。日本版KABC－II（Kaufman Assessment Battery for Children second edition）が評価に役立つ。

診断が確定されたら、その結果を保護者（さらに学校教諭にも）とともに患児に伝えられることの意味は大きい。自分の限界を知ることで、代替え手段（書字の障害なら、将来を見据えてワードプロセッサーの習得も始めておくなど）の工夫が早く始められるためである。つまり、LDの小児が通常の学習を進めるうちに自然に生じる無駄を省けることもメリットである。LDの場合、病識はしっかり獲得されておきたいものである。ただし、そのためにも、緻密な評価と正確な診断が求められる。

軽度知的能力障害と境界線の知的機能

人はある程度限られた生活環境で毎日をすごしている。その中で、環境から刺激を受けて学び、何か問題や課題が生じたら、自力で、あるいは他者の援助を得ながら方法を探り、問題の解決、課題の克服に至ったときに、達成感や自己効力感が得られ、また気持ちを前向きに持てるものである。ところが、軽度知的能力障害や境界線の知的機能の小児の場合、こうした達成感、自己効力感を体験できる機会になかなか恵まれない。中等度知的能力障害の場合は障害に早く気づかれて適した環境が設定され、その中で安心感と何らかの自己効力感を実感できる機会が得られるが、軽度知的能力障害や境界線の知的機能の患児の場合は、障害あるいは限界に気づかれにくいため、また、気づかれてはいても保護者の理解不足や否認の気持ちから、適した環境に置かれないことがしばしば目立つ。患児本人は、毎日わからない授業に付き合わされる。日本の教育制度は、学習の達成度と無関係に年齢で持ち上がるので、事態は深刻である。思春期になると、別の事柄、時には社会的に望ましくないとされる行動に自己効力感の得られる機会を探し当てる場合もある。

この障害での病感は、「どうせ僕は何をやってもだめだ」といった類のものである。もっと漠然として単に「何だかわからないけど毎日むしゃくしゃして仕方がない」と話した中学生もいた。

筆者は、患児本人に軽度知的能力障害や境界線の知的機能の診断を直接告知した事例を思い出せない。伝えるのは、その患児ができそうなことやすでにできていることを評価し、その子が萎縮することなく毎日をすごせる環境に移ることの提案である。これらの障害の場合、病識を獲得させることは劣等感をさらに刺激するだけなので、無意味と考える。

おわりに

以上、小児の発達障害における病感と病識について述べた。病識の評価を簡潔に有無で記述しようとすると、オール・オア・ナッシングの極端な思考に診察医を陥れる危険があるように思われる。「この患者は病識がない」という言い方には侮蔑的なニュアンスすら入り込む。治療方針を立てる場合に病識はキーワードになるのは言うまでもないが、患者と接するときは、発達障害に限らず、病感の扱いについても柔軟な姿勢で臨床を工夫できるようにありたい。

(1) 井上勝夫「EBM医療と前EBM医療」『テキストブック児童精神医学』一〇九頁、日本評論社、二〇一四年

(2) 梶谷哲男「病感」加藤正明編『新版精神医学事典』六八一頁、弘文堂、一九九三年

(3) 梶谷哲男「病識」加藤正明編『新版精神医学事典』六八二頁、弘文堂、一九九三年
(4) 青木省三「病名とインフォームド・コンセント」『こころの科学』一〇五号、八—一二頁、二〇〇二年
(5) 井上勝夫「操作的診断」『テキストブック児童精神医学』一七—一八頁、日本評論社、二〇一四年
(6) Committee on Bioethics, American Academy of Pediatrics: Informed consent, parental permission, and assent in pediatric practice. Pediatrics 95: 314-317, 1995.
(7) Barkley, R. A.: ADHD in Adults-Developmental Course and Outcome of Children with ADHD, and ADHD in Clinic-Referred Adults. Barkley, R. A (ed.): Attention-Deficit Hyperactivity Disorder, a Handbook for Diagnosis and Treatment, 3rd ed., The Guilford Press, pp.248-296, 2006.
(8) American Psychiatric Association (Corporate Author): Diagnostic and Statistical Manual of Mental Disorders, 5th ed. (DSM-5). American Psychiatric Publishing, 2013.（日本精神神経学会日本語版用語監修、高橋三郎、大野裕監訳「注意欠如・多動症／注意欠如・多動性障害」『DSM-5 精神疾患の診断・統計マニュアル』医学書院、五八—六五頁、二〇一四年）
(9) American Psychiatric Association: Diagnostic and Statistical Manual of Mental Disorders, 4th ed., Text Revision. (DSM-IV-TR). American Psychiatric Association, 2000.（高橋三郎、大野裕、染矢俊幸訳「自閉障害」『DSM-IV-TR 精神疾患の診断・統計マニュアル』医学書院、八二—八七頁、二〇〇二年）
(10) American Psychiatric Association (Corporate Author): Diagnostic and Statistical Manual of Mental Disorders, 5th ed. (DSM-5). American Psychiatric Publishing, 2013.（日本精神神経学会日本語版用語監修、高橋三郎、大野裕監訳「自閉スペクトラム症／自閉症スペクトラム障害」『DSM-5 精神疾患の診断・統計マニュアル』医学書院、四九—五七頁、二〇一四年）

（11）吉田友子『自閉症・アスペルガー症候群「自分のこと」の教え方―診断説明・告知マニュアル』四一―五九、六五―七一、七三―七六頁、学研教育出版、二〇一一年
（12）Kamio, Y., Inada, N., Moriwaki, A. et al.: Quantitative autistic traits ascertained in a national survey of 22529 Japanese schoolchildren. Acta Psychiatr Scand 128: 45-53, 2013.
（13）井上勝夫「大人の自閉スペクトラム症の過剰診断」『臨床精神医学』四四巻、三一三六頁、二〇一五年

3 自閉スペクトラム症診断における先入観の克服

はじめに

どの身体疾患、どのような精神疾患でも、症状、症候、そして検査結果を正しく評価し、正確に診断するのが理想である。しかし、実際の臨床では誤診を完全には避けられないものである。誤診には、ある疾患を他の疾患と間違って判断する誤り、疾患があるのにないと判断する「診断見逃し」、そして、疾患とするほど異常の程度が強くないのに疾患であると判断する「過剰診断」が挙げられる。また、疾患には、疾患の有無の二つに明瞭に分けられるものと、異常の程度である閾値から異常とみなされる、健常と連続性のあるものがある。後者の場合、特に診断見逃しと過剰診断が問題になりやすい。

近年、自閉スペクトラム症（autism spectrum disorder：ＡＳＤ）が、児童精神科領域ばかりでなく、成人を対象とした一般精神科でも注目されている。ブルハ（Brugha, T. S.）らは英国のある地域の一六歳以上七四六一人を対象に、自己記入式のＡＱ－20（Autism-Spectrum Quotient）、ＡＤＯＳのモジュール４（module 4 of the Autism Diagnostic Observation Schedule）、ＡＤＩ－Ｒ（Autism Diagnostic Interview-Revised）、ＤＩＳＣＯ（Diagnostic Interview for Social and Communication Disorders）を用いた面接評価を段階的に進めてＡＳＤの疫学調査を実施した[1]。その結果、ＡＳＤの推定有病率を〇・九八％（九五％信頼区間〇・〇三～一・六五）と算出し、児童のＡＳＤとほぼ同じ有病率であると結論づけた。また、ホフバンダー（Hofvander, B.）らはＤＳＭ－Ⅳとギルバーグ基準（Gillberg & Gillberg research criteria）の診断基準を満たす正常知能の成人（一六～六〇歳）一二二人を対象に、ＳＣＩＤ（the Structured Clinical Interview for DSM-IV－Ⅰ、Ⅱを使った面接評価でＤＳＭ－ⅣのⅠ、Ⅱ軸を診断し、正常知能の成人ＡＳＤに併存する精神障害・社会心理的問題を調べた[2]。その結果、Ⅰ軸診断では多いのは気分障害五三％、不安障害五〇％、注意欠陥多動性障害四三％、強迫性障害二四％、Ⅱ軸診断では、ひとつ以上のパーソナリティ障害が六二％（多かったのは強迫性パーソナリティ障害三二％、回避性パーソナリティ障害二五％、シゾイドパーソナリティ障害二一％）と報告した。このことからも、成人を対象とした一般精神科でもＡＳＤの観点は重要といえる。

ところが、ASDは誤診の危険がより高いことが考えられる。というのは、ひとつには、ASDが特性の強弱で定型発達から連続していることが挙げられる。この約四半世紀のうちに、一九九二年のInternational Classification of Diseases（ICD－10）[3]および二〇〇〇年のDiagnostic and Statistical Manual of Mental Disorders, Fourth Edition, Text Revision（DSM－Ⅳ－TR）[4]の広汎性発達障害（Pervasive Developmental Disorders）のカテゴリー診断が見直され、二〇一三年のDSM－5[5]ではASDの診断名が採用され、スペクトラム（連続性）が強調されるようになった。二つめとして、DSM－5でも記述されている通り、ASD個々人の状態像が発達段階や暦年齢で大きく変化することが挙げられる。さらに、生活環境や学業・職業上の課題内容によっても、ASDの特性が見え隠れすることも挙げられる。このように、ASDそのものの特徴が、診断見逃しはもちろんのこと、過剰診断を引き起こしやすいといえる。[6]

加えて、前述の通りASDの知識や知見は重要ではあるものの、近年のASDに関する活発な啓発による影響も無視できない。啓発活動には功罪の両面がある。[7]影響のひとつに、精神科医がすぐに発達障害を思い起こしやすいとの、ある種の先入観に導かれている事情も考えられよう。先入観とは、「初めに知ったことによって作り上げられた固定的な観念や見解、自由な思考を妨げる場合にいう」（広辞苑）である。

そこで、本稿では、ASD診断における先入観の克服を論じるため、はじめに、過剰診断（または誤診）を修正した症例と診断を見逃した症例の自験例を提示し教訓を抽出する。つぎに、スクリーニングと認知心理学の用語を援用して診断の際に意識的、無意識的に生じる誤診の危険を論考する。最後に、ＡＳＤ診断における先入観克服の具体的工夫を述べる。

症例提示

症例提示にあたり、その主旨を伝え、症例本人および保護者から同意を得た。さらに、個人が特定されないよう、症例提示の本質を損なわない範囲で情報を一部改変した。

過剰診断（または誤診）を修正した症例（初診時中学三年、男子）

【主訴】（母）診断を受け直したい。本人は、「特別扱いされたくないし受診もしたくなかった」とのこと。

【家族歴・既往歴】特記事項なし。

【発達歴・現病歴】周生期異常なし。一歳半健診で特別な指摘なし。三歳児検診で多動の指摘を受けた。年中より入園した幼稚園でも保育士より落ち着きのなさを指摘された。他児にすぐちょっかいを出す一方、優しく思いやる様子もみられた。五歳時、母親が就学後の学校適応を心配し、児童精神科クリニックを受診。知能検査（ＷＰＰＳＩ）を受け、言語性ＩＱ一〇〇、動作性ＩＱ

八七、全検査IQ九三であった。医師より「軽いアスペルガー症候群」と説明されたという。これを受け、就学後、療育のため発達相談センターに通所。ところが、そこでは「学習障害」との診断を受けた。中学三年になり、改めて評価と診断を受け、今後の進路を相談したいとの希望で当院精神科外来を初診した。

【初診時現症と発達歴の要点】アイコンタクト良好。質問に簡潔に答え、自然な気持ちの通い合いが成立する。作文がやや苦手だったが、個別塾の指導で現在学業成績中位、運動部に所属し部活動の仲間がいる。流行のゲームや漫画などの話題で雑談を楽しんでいるという。意識、見当識、知能、知覚（過敏性や鈍感なし）、思考、気分、行動・意欲、自我意識とも特記すべき所見なし、就学前後の経過を改めて俯瞰すると、幼児期は他児に比べ多動が目立ったが、小学一年には自然に低減していることがわかった。また、一貫して友だちや仲間がおり、異質なこだわりをみせた時期は報告されなかった。母親の要望は、療育手帳を取得すべきか、今後の長期的な見通しはどうか、将来運転免許を取得できるか意見を聞きたいというものであった。本人の要望はなかった。

初診時の説明として以下を伝えた。アスペルガー症候群やASDの診断根拠がどうも見あたらない。学習障害と診断するまでの特徴も見あたらない。ただし、幼児期に診察したら、注意欠如・多動症を疑い経過をみて、就学後まで追って、結局治療不要と判断したであろう。したがって、療育手帳は不要であり、運転免許も当然取得可能であると判断された。医師の説明に、本人は「意見を聞けてよかった」、母親は「実は、同じように考えていた」と答えた。

【その後の経過】近況報告のため母子で再診あり。本人は無事高校に進学し、同じ運動部で活躍しているとのこと。母親は、子どもの発達障害の心配から解放され、仕事を始め充実した毎日を過ごしているとのことであった。


本症例から、複数の専門家が、自分の得意分野の観点のみから診断していたこと、発達障害の診断は本人と家族に対して生涯にわたって影響すること、そして、診断の否定の際は、説明の言葉を慎重に選ぶ必要あること（たとえば、ＡＳＤではない、ＡＳＤの傾向は弱い、ＡＳＤと考える必要はない、ＡＳＤの観点で考えても役立たないなど）の教訓が得られた。

ＡＳＤ診断を見逃した症例（初診時小学一年、男児）

【主訴】（母親）人のなかに入ると緊張してほとんど話さなくなる。

【家族歴・既往歴】母親が不安障害の診断で三〇歳頃から通院治療中。

【発達歴・現病歴】周生期異常なし。一歳前の人見知りなし。始歩一歳四ヵ月、初語一歳〇ヵ月で「ママ、マンマ」、両親やベビーシッターによく懐いたという。幼児健診、幼稚園で特別な指摘を受けたことはない。幼稚園では仲の良い子ができ、ままごとで母、姉役をしていた。何かを上手にできると自分から大人にアピールしていた。ただし、他児が困っていても無頓着であったという。不可解なこだわりや異質な興味や偏りなし。感覚過敏なし。もともと新しい状況に慣れるのに時間がかかった。就学後、出欠の返事や体育の着替えに時間がかかるため、スクールカウンセラー相談を経て某クリニックを受診した。そこでは、即座に典型的なアスペルガー症候群と診断されたが、母親がこの診断に違和感を抱き、当院精神科外来を初診した。

【初診時現症】アイコンタクト良好。母同席では母に代弁させようとするが一対一の状況を作ると医師の質問にゆっくり答え、友だちや趣味のことを話す。学校や習い事の場面などで、人前に出て話す状況になるとひどく緊張してうまく話せなくなるという。母親との分離を過度に恐れることはない。意識、見当識、知能、知覚、思考、気分、行動・意欲、自我意識とも特記事項なし。

初診時説明として以下を伝えた、主診断は小児期の社交不安障害と考えられる（特定不能の広汎性発達障害（DSM-Ⅳ）が否定できなかったが、混乱を招くおそれから説明しなかった）。典型的なアスペルガー症候群とは考えにくい、症状を軽減させるため行動療法や薬物治療の実施を検討したい。

【治療経過】相談の結果、人前での緊張の低減目標に薬物治療を試すことになり、フルボキサミンを一日量七五㎎まで漸増した。その結果、副作用はなく、徐々に人前で話せることが増えたが十分な改善とはいえなかった。その後、小学校の状況と本人の緊張の度合いに応じ薬の用量を調整した。ところが、小学五年時、クラスが荒れたことが契機となり緊張が悪化し不登校となった。教室に戻る方針はもてなかったため、学校内の適応教室や、学校外の適応学校への通学を模索したが本人の気持ちが動かず、そのまま望ましい進展がなかった。

【ＡＳＤ診断へ】その後、独特な食事の習慣が発覚した。小学四年の途中から毎日三食、生うどんを握って主食にしているとのこと。しかも、生うどんは、特定の決まった銘柄でないと食べないという。味覚の過敏または異質なこだわりが考えられ、ＡＳＤ診断が改めて有力となった。母親は、そのような食習慣に違和感がなかったので報告しなかったとのことであった。その後、自宅で昼夜逆転、起きている時間は毎日ゲームで過ごす状態になったため、生活習慣の立て直しを目標に、児童が入院できる病院に紹介となった。

本症例からは、ＡＳＤ診断の際に特性が目立たないと評価が非常に困難なこと、情報提供者の情報の質や診察医の聞き取り方がよくないと診断見逃しにつながること、症例によってはＡＳＤ特性が急に目立ってくることもあること、振り返れば前医の印象診断に沿って特別支援教育やソーシャルスキルトレーニングを促せば転帰がよかった可能性があること（ただし、これは過剰診断のまぐれあたりかもしれない）、そして特性の聴取の際はより具体性を高めてＡＳＤの異質さを把握すべきことが教訓として得られた。

スクリーニングと認知バイアスからの論考

ＡＳＤの診断作業には一定の流れがあると考えられる。意識されやすいプロセスとして、はじめにＡＳＤを疑うか否かと、次の段階で、より診察精度を高めＡＳＤの確定診断に至るか否かの二段階である。ＡＳＤは疾患の有無の二分ではなく連続体であるが、思考実験として、診断の流れをスクリーニングと対比させて論考できる。

また、意識しにくい流れもある。それは、認知バイアス（物事を判断する際の、正常、合理性からの一定の偏倚のパターンで、他人やある状況についての推論を非合理的なものにする可能性がある）である。これまで、精神科診断学で認知バイアスについて言及されたことはないであろう。これは精神医学や心理臨床の言葉ではなく、認知心理学や社会心理学の用語だからである。認知バイアスには、アンカリング、自己奉仕的バイアスなどが知られているが、ここでは確証バイアスに焦点をあてたい。

スクリーニングからの論考

ＡＳＤを示唆する主訴や、診察場面でＡＳＤを示唆する言動がみられた場合、あるいは診察前の自記式評価尺度がカットオフポイントを超える場合などは、スクリーニング検査結果の陽性にたとえることができる。診察医はASDを疑いながらさらに診察の精度を高める作業に進む。これは、真陽性を増やして陽性反応的中度（真陽性／真陽性＋偽陽性）を高める姿勢である。しかし、これには偽陽性の可能性を検討していないとの欠落があり、過剰診断に傾きがちになるかもしれない。これには、発達障害の啓発は活発だが、「こういうのはASDとはいわない」との解説がほとんどないという情報の偏りも背景にあることが考えられる。一方、大人になって初めて受診する、ASD特性の目立ちにくい患者もいる。抑うつや不安などの併存症が前景にあるときも特性がみえにくいことがありうる。こうなると、診察医の思考は、そもそもASDのスクリーニングに入らない。真陽性、偽陽性、真陰性、偽陰性のすべてが検討されないので、診断見逃しが生じる。また、精神疾患の鑑別手順である、外因性精神障害→内因性精神障害→心因性精神障害には、ASDを含めた発達障害は含まれていないことも、今や大きな課題といえる。

認知バイアスからの論考

ここで、ウェイソン（Wason, P. C.）による確証バイアスに関する実験を詳しく紹介したい。(8)確証バイアスは、精神疾患の診断学でこれまでふれられたことのない事項であろう。

対象として、二九人の大学生が被験者となった。被験者には、予め設定されている『数のルール』をあてることが課せられる。まず、「2」「4」「6」の順でカードが提示される。ここから、被験者は、好きな数字を何度でも挙げられる。検査者は、被験者が挙げた数字について『数のルール』に基づいてコメントする（ルールと一致しています／ルールと不一致です）。こうして、最終的に被験者は『数のルール』をあてようとするが、言いあてるチャンスは一回である、結果は、『数のルール』を言いあてた被験者は六人、言いあてられなかった者が二二人、無回答が一人であった。興味深いのは、回答に至るまでの被験者の方略である。多くの被験者は、「8」「10」「12」と数字を挙げ、『数のルールは、最後の数に2を加える』と誤答した。このときの数の挙げ方は、自分の推測の正しさを検証するだけの方略である。一方、正答した被験者のうち一人は、「4」「7」「マイナス24」「9」「マイナス43」などと、一見でたらめに数を挙げたが、『数のルールは、前の数より次の数は大きい』との正答に至った。このときの数の挙げ方は、自分の推測の誤りも検証する方略である。

確証バイアスとは、ある仮説を検証する際に、仮説を支持する情報だけを、より多く集めがちになり、解釈、想起も同様に偏ることをいう。ＡＳＤの過剰診断は、自覚されないままこの確証バイアスに影響を受けて生じていると考えられる。したがって、一見でたらめに数字を挙げた被験者のように、反証が重要である。スクリーニングでいうなら、（一－偽陽性）／（真陽性＋偽陽性）の式の偽陽性を減らすことで陽性反応的中度を高める方略である。

ＡＳＤ診断における先入観克服のための具体的工夫

以上、自験例からの教訓、およびスクリーニングと認知バイアスからの論考に基づきつつ、ＡＳＤ診断における先入観克服のための具体的工夫を挙げたい。

①まず、発達障害との、曖昧な言葉を診断に使うべきでないことを強調したい。年金診断書（精神用）ではすでに誤用されてしまっているが、発達障害＝ＡＳＤではない。診断に使うべきは、ＡＳＤ、注意欠如・多動症、そして学習障害である。ただし、学習障害の場合は、「書き」の学習障害というように、障害領域を必ず付けるべきである。また、症例にみられた通り、ＡＳＤのなかには特性の目立ち方が変化する場合、いわば診断閾値の上下で動揺する症例もあり、グレーゾーンと呼ばれることもある。[9] ＡＳＤの辺縁群ほど特性の個人差が大きいことは当然考えられるので、その場合はどのような意味でグレーなのかも、評価の根拠を十分に把握しておく必要がある。

②現時点、および発達歴での特性評価の際に、聴取内容の具体性を極力高める。ＡＳＤは、評価尺度などで数値化してみるとＡＳＤは連続的だが、質的にみると定型発達との差異は明瞭だからである。[10] 異質さが把握される具体性の高い問診と評価が必要である。

③本当にＡＳＤの特性といえるか、一度は反証し吟味する。偽陽性の検討を欠落させないため、

また、確証バイアスに陥らないためである。

④診断の際は、ICD－10のF0からF9の可能性を常に検討する。外因、内因、心因の手順より、ASD（ICD－10ではF84に相当）をもれなく頭のなかでスクリーニングし、鑑別できるためである。ただし、実際の臨床では、Fコード以外の疾患のこともありうる。さらに、そもそも医療の対象でない場合もあることを付け加えておきたい。

なお、DSM－5を厳密に適用すると、ASDの頻度はDSM－Ⅳ－TRより少なくなるとの報告がある（それぞれ、一・〇〇％、一・一三％）さらに、ADOS－2やADI－Rといった標準化された評価手段を診断に用いる動向が本邦でもみられるようになっている[11]。これらの厳格な運用によって過剰診断を避けることが可能であろう。しかし、ADOS－2やADI－Rは現時点では保険適用がないことや、研修受講、実施時間の負担の課題がある。さらに、スペクトラムであるASDは、生活環境などによって特性が顕在化したり潜在化することにも注意が必要である。

おわりに

本章は、第一一二回日本精神神経学会学術総会（二〇一六年六月二～四日、幕張）での一般シンポジウム「自閉スペクトラム症の臨床実践―過剰診断と診断見逃しのジレンマのなかで」でのシンポジスト発表を論文にしたものである、実は、シンポジウム応募時の演題は「自閉スペクトラム症―過剰診断と診断見逃しのどちらが罪が重いか」であった。おわりに、本章での論考を踏まえ、この問いに回答したい。「ＡＳＤの診断で、過剰診断と診断見逃しの、どちらが罪が重いか？」「自分が過剰診断や診断見逃しを犯していないかを考慮することなしに、拙速にＡＳＤを診断することが、最も罪が重い」。

なお、本章に関連して開示すべき利益相反はない。

（1）Brugha, T. S., McManus, S., Bankart, J., et al.: Epidemiology of autism spectrum disorders in adults in the community in England. Arch Gen Psychiatry 68: 459–465, 2011.

（2）Hofvander, B., Delorme, R., Chaste, P. et al.: Psychiatric and psychosocial problems in adults with normal-intelligence autism spectrum disorders. BMC Psychiatry 10: 9–35, 2009.

（3）World Health Organization: The ICD-10 Classification of Mental and Behavioural Disorders: Clinical Descriptions and Diagnostic Guidelines. WHO, 1992.（融 道男、中根允文他監訳『ＩＣＤ－10 精神および行動の障害 臨床記述と診断ガイドライン新訂版』二六一―二六八頁、医学書院、二〇〇五年）

（4）American Psychiatric Association: Diagnostic and Statistical Manual of Mental Disorders, 4th ed., text

revision (DSM-IV-TR). APA, 2000.（高橋三郎、大野裕、染矢俊幸訳『DSM－Ⅳ－TR 精神疾患の診断・統計マニュアル』八二―九六頁、医学書院、二〇〇二年）
(5) American Psychiatric Association: Diagnostic and Statistical Manual of Mental Disorders, 5th ed. (DSM-5). American Psychiatric Publishing, pp.50–59, 2013.（日本精神神経学会日本語版用語監修、高橋三郎、大野裕監訳『DSM－5 精神疾患の診断・統計マニュアル』四九―五七頁、医学書院、二〇一四年）
(6) 井上勝夫「大人の自閉スペクトラム症の過剰診断」『臨床精神医学』四四巻、三一一―三一六頁、二〇一五年
(7) 井上勝夫「大人の自閉スペクトラム障害啓発の功罪」『精神科治療学』二八巻、一四六一―一四六六、二〇一三年
(8) Wason, P. C.: On the failure to eliminate hypotheses in a conceptual task. Quarterly Journal of Experimental Psychology 12: 129–140, 1960.
(9) 青木省三、村上伸治編『大人の発達障害を診るということ―診断や対応に迷う症例から考える』四―二二頁、医学書院、二〇一五年
(10) 井上勝夫「支援に活かす自閉症スペクトラム障害の多次元的な特性評価・診断」『精神科診断学』六巻、四四―四九頁、二〇一三年
(11) Maenner, M. J., Rice, C. E., Arneson, C. L. et al.: Potential impact of DSM-5 criteria on autism spectrum disorder prevalence estimates. JAMA Psychiatry 71: 292–300, 2014.

神経発達症をめぐって

4　大人の自閉スペクトラム症の過剰診断

はじめに

大人の自閉スペクトラム症（Autism spectrum disorder：ＡＳＤ）の過剰診断を論じる機会を得たので、大人のＡＳＤの基本的理解、過剰診断の背景、過剰診断とみなされる局面、そして、大人のＡＳＤにおける診断閾値下症例、probable ASD、社会資源利用のための診断について論じる。最後に、臨床の実践に役立てられるよう、不適切な過剰診断を避けるための要点を簡潔にまとめる。

筆者は、大人の精神科臨床にＡＳＤの観点が加わったことの利点は大きいと考えている。不安障害や抑うつ状態の大人の患者の背景にＡＳＤの特性があることに気づかれたなら、臨床介入をより精緻なものにすることができる。また、大人の患者の日常診療において、児童期からの生活歴・発達歴に大きな関心を持たれるようになったことは、ASD以外の診断領域においても患者理解の深まりに寄与する。

その一方で、大人のASDが一種の流行と言ってよいほど注目を集めていることに伴い、精神科医のみならず世間一般にも多くの誤解が広がっている。大人のASDの性急な啓発には功罪の両面がある。[1] 大人のASDの過剰診断もその一側面である。

大人のASDの基本的理解

ASDの基本症状や、精神障害の診断と統計の手引き（Diagnostic and Statistical Manual of Mental Disorders Fifth Edition：DSM－5）の新しい診断基準の詳細は他に譲り、[2] 本章ではASDに関する、より根本的な基本事項を確認しておきたい。過剰診断を論じるうえで、その理解が必須なためである。

まず、大雑把に、ASDはいくつかの症状が組み合わさった症候群だと考えることができる。ただし、詳細に検討すると、厳密には症状の集まりと言いがたい点がある。症候群（syndrome）は、複数の症状がほぼ同時に出現する組み合わせのことをいう。症状（symptom）は、患者が主観的に体験する内的現象である。医師が観察し、診察できる外的現象は徴候（sign）である。[3] A

SDの場合、感覚過敏を除き、患者本人はほとんどのASD症状に対して違和感を抱きにくい。このため、社会的状況から圧迫されるなどで苦痛が生じない限り、それが症状として訴えられることがない。違和感を抱くのは、ASD患者の周囲の者や診察医である。大多数を占める定型発達の集団が有している平均的なあり方と照らし合わされたうえで、ASD症状は徴候として見いだされる。ところで、「徴候」は日常用語で、物事の起こる前触れや兆しを意味し、医学に限定して使われる言葉ではないため、誤解を招きやすい。こう考えると、ASDの種々の特徴を単に「症状」と呼ぶのは、ASDの理解を曖昧なものにするかもしれない。表現しうる適当な言葉は、「特性（trait）」ではないだろうか。

つまり、ASDは、知覚・認知・言語・記憶・思考・学習・遂行機能・情動・行動・社会的相互作用のあり方など、種々の側面に独特な特性を有する症候群（厳密には特性の複合体）と理解するのがより正確であるといえる。したがって、ASDの診断のためには特性評価が欠かせないことを強調しておきたい。DSM－5では、ASDの症状を表現するのにsymptomの単語が用いられているが、解説の中ではcharacteristicsが使われ、この単語は、特性と日本語に翻訳されている。[4] さらに、逆を言えば、現在のところ、ASDの中核症状を一言で表現する精神病理学的な言葉をわれわれはまだ持ち合わせていないということもいえる。以上に述べた基本事項の中にすでに、後述するASDの過剰診断の落とし穴がいくつか含まれている。

次に指摘しておきたいのは、臨床上問題となる特性が、ＡＳＤの診断基準の項目にすべて網羅されているわけではないこと、およびその特性が、必ずしもＡＳＤに特異的でないことである。ＤＳＭ－５で、ＡＳＤの基本特性は、複数の状況での、社会的コミュニケーションおよび対人的相互反応における持続的な欠陥、および、行動、興味、または活動の限定された反復的な様式の二つにまとめられた。これとは別に、ＡＳＤにみられる認知・言語特性がまとめられている。[5] その中から、診断基準の項目にないウィークポイントとして、いくつかの特性をここであげる。

記憶では、情報を記憶庫にインプットする際に、全体の意味を摑んで整理することが苦手、手がかりのない状況で必要な事柄を思い出そうとする際に、自ら手がかりを探して思い出すことが苦手、一連の出来事を時系列に沿って記憶したり、思い出したりすることが苦手である。注意の領域では、周囲で起きている出来事に素早く注意を向けるのが苦手、ひとつのことにいったん注意を集中させると、そこから別のことに注意を切り替えることが苦手、注意を向ける範囲を適切に狭めたり広げたりなどして調節することが難しい、すなわち注意のスポットライトが狭すぎたり、逆に広すぎて余分な刺激まで捉えてしまい、重要な刺激を素早く探せない。遂行機能では、セット変更といった柔軟性を必要とする処理が苦手、ワーキングメモリを要する複雑な作業は苦手、全体を見通して複数のステップに手順を分けるような、プランニングを要する作業は苦手とされている。

ＡＳＤのこのような特性は、職場での共同作業や対人関係上、大きな支障をきたす原因となりうる。精神科臨床で、患者のこのような特性を評価して支援の方策を探るのは重要である。ただ、たしかに、このような特性は知的能力の高い大人のＡＳＤ患者に比較的多く認められる。しかし、精神障害全体を広く眺めると、このような特性が絶対的にＡＳＤに特異的と断言することはできない。脳の器質異常による高次脳機能障害、薬物の有害な使用、思考障害が強い統合失調症、独特な認知の歪みを有するパーソナリティ障害[6]、知的障害、学習障害（限局性学習症）、大人の注意欠如・多動症にもこのような特徴がみられることが考えられる。つまり、比較的ＡＳＤに特有とされる特性をもって、ＡＳＤと診断することはできない。ＡＳＤと診断するには、現行の診断基準に沿った評価が必要である。診断基準を無視しＡＳＤに比較的多い特性を根拠に診断するのは誤りである。

さらに、大人のＡＳＤでは、成長・発達を通じて社会スキルが学習され、または周囲の日常的な支援によって特性が目立たなくなっていること（朧化）がある。臨床につながるのは、社会的な要求が個人の能力の限界を超えたときに生じる破綻が契機になることが多い。つまり、大人のＡＳＤには、成長に伴う個人の変化の要素と、置かれた環境によって特性が顕在化・潜在化する状況依存性がある。診療では、一定の時間をかけて個人の特性と周囲からの要求の関係を検討し、不適応（ＤＳＭ－５のＡＳＤ診断基準のＤ項目）に至った背景を評価することが求められる。また、ＡＳＤを確定診断するときには、発達歴の詳しい聴取が必要である。ただし、これも情報源の問題や情報の蓋然性の課題が大きく、大人の患者の場合は児童に比べ多くの困難が生じる。発達歴が不十分なまま、一度診断したら患者に一生つきまとうＡＳＤの診断を安易に下すべきではない。その一方で、臨床では、確定診断に至らなくともＡＳＤの可能性に配慮して、対応や支援を進めることが要求されることがある。

このように、大人のＡＳＤの概念は、臨床の利便性に乗った診断を求める一方で、安易な診断を許さないとのジレンマを精神科医に突きつけてくる。

過剰診断の背景

過剰診断の背景を述べるために、身体医学の検査での考え方[7]を参考に説明したい。

集団を対象とした場合、ある検査の効果指標に感度と特異度を用いることは、よく知られている。一方、個人を対象とした場合は、その個人がある疾患に罹患している確率や、それをどれだけ正しく判定できるかが問われる（その逆、つまり、その個人が罹患していない確率と、それをどれだけ正しく判定できるかも問われる）。ここで重要なのが、事前確率、事前オッズ、陽性尤度《ゆうど》比、事後オッズ、事後確率である。医療で事前確率とは、検査前のある個人が、どれだけある疾患に罹患しているかの確率である。医学検査を行う前に、診察医がある受診者に疾患がありそうと考える確率のこととしてもよい。オッズとは、ある事象が起こる確率と、起こらない確率の比のことである。事前確率によって、事前オッズが決まる。数式では、

事前オッズ＝事前確率÷（一－事前確率）

となる。陽性尤度比は、ある検査で、罹患者が罹患していない者に比べ何倍陽性と判定されるかを示す。数式では、

陽性尤度比＝感度÷（一－特異度）

と表される。事後オッズは、事前オッズと陽性尤度比から求められる。数式では、

事後オッズ＝事前オッズ×陽性尤度比

となる。事後確率は、ある検査でどれだけ疾患があると正しく判定できたかの確率で、

事後確率＝事後オッズ÷（一＋事後オッズ）

の式になる。これは、

事後オッズ＝事後確率÷（一－事後確率）

の数式を、左項が事後確率になるよう式を変形すればわかる。これらの数式をまとめると、

事後確率＝事前オッズ×陽性尤度比÷（一＋事前オッズ×陽性尤度比）

となる。

たとえば、乳がんのＣＴ検査の骨転移の診断特性が感度九五％、特異度八〇％だとする。この場合、陽性尤度比は、〇・九五÷（一－〇・八）＝四・七五となる。ここで、診察医がある受診者に骨転移があると考える確率（事前確率）が、三〇％の場合と七〇％の場合を想定してみる。三〇％と低く見積もった場合、ＣＴ検査で骨転移があると正しく判定できたかの確率（事後確率）は、事前オッズが〇・三÷（一－〇・三）＝〇・四三となるため、

$$0.43\times4.75\div(1+0.43\times4.75)=0.67$$

となる。一方、七〇％と高く見積もった場合、事前オッズは〇・七÷（一－〇・七）＝二・三三となり、事後確率は、

2.33×4.75÷(1＋2.33×4.75)＝0.92

となる。これは、事前確率で事後確率が影響を受けることを示す例である。過剰診断に関して論じるためには、検査陰性の事後確率も問題となる。

陰性尤度比＝(一－感度)÷特異度

で、先の例のCT検査の陰性尤度比は〇・〇六となる。診察医は七〇％の確率で骨転移がない、または三〇％で骨転移がないとみなしているとの、二通りの事前確率となるため、事前オッズはそれぞれ二・三三、〇・四三となる。そして、陰性の事後確率は、それぞれ、

2.33×0.06÷(1＋2.33×0.06)＝0.12
0.43×0.06÷(1＋0.43×0.06)＝0.03

となる。統計学の慣例として〇・〇五未満、あるいは〇・九五を超えた事後確率を有意とみなせば、四つの中でこれに該当するのは〇・〇三の数字のみである。つまり、感度九五％、特異度八〇％の検査を実施する前に、診察医が三〇％で骨転移がないとみなしていたときに、検査結果が陰性であれば、実際に骨転移の確率が有意に低いといえる、ということになる。

事前確率が低くなりがちな場合、感度の高い検査が除外診断に有用である。逆に、事前確率が高くなりがちな場合、特異度の高い検査が確定診断に有用なのである。

大人のＡＳＤ診断の場合はどうであろうか。診察医がもともと持っている知識や診療経験や診察にあたっての構えを事前確率に置くことができよう。ＣＴ検査に相当するのが、診断のための問診だとしよう。診察後の精神医学的診断を事後確率に置くことができる。

児童における自閉症的行動特徴に関する大規模調査で、その分布は、定型発達のほうに頂点があり、自閉症的行動特徴が強いほうに長く裾野が広がる、なめらかな一峰性の分布になることが明らかとなっている。[8] このような分布は、診断閾値の設定を難しくする。まして、高い特異度の担保は難しくなる。そもそも、感度・特異度は疾病がありとなしの二つに単純に区分可能な場合の用語であり、量的にみた場合に定型発達から連続性があるＡＳＤにおいて、実は、特異度の議論すら不可能である。

種々のＡＳＤに関連した自己記入式のスクリーニング検査や評定尺度や構造化された評価手続きが使える。ところが、そのような評価方法は、ほとんどがＡＳＤの特性に関する項目で構成されている。それぞれの項目をあっさり見ると、ＡＳＤにのみ特有とは言いがたそうなものも少なくない。質問紙などの文章を読むと、定型発達の者でもこれは自分も当てはまりそうと思うのを、誰でも経験する。逆転項目を含む質問紙もあるが、特異度を高くするカットオフポイントの設定は、やはり難しそうである。実は、種々の評価手段は、その目的が異なる。スクリーニングだったり、支援の必要性の評価であったり、日常の診療とはいくぶん異なる研究用であったりする。

まとめれば、ASDそのものが過剰診断を誘発する特徴を有する。さらに、診察医に、すぐにASDの可能性を考える癖ができてしまうと、事前確率が高いために過剰診断の可能性が高まる。これらが、ASDの過剰診断の背景である。

ここで、重要なことを指摘しておきたい。それは、真にASDの専門家だと名乗るためには、ASDに関する豊富な知識と診療経験を有するだけでは不十分ということである。ASDでない受診者を、ASDでないと自信を持って言える判定力（つまり、感度のみならず特異度も高いこと）が必須条件である。

過剰診断とみなされる局面

一言で大人のASDの過剰診断といっても、その内容はさまざまである。ここでは、五つの局面をあげたい。

①診断名「発達障害」
発達障害は医学用語ではない。知的障害、学習障害、ASD、注意欠如・多動症などを含む上

位概念である。診断名を発達障害とするのは、あまりに大雑把で不適切である。「発達障害」を平気で診断名に使う精神科医は、患者の評価がまだ不十分か、評価するスキルに欠くことを示しているといってもよいだろう。(9)

②誤診

過剰診断ではなく、誤診であることも多い。特に、患者の特徴が、知的能力の水準が考慮されることなしに拙速にＡＳＤの特性とみなされることは、大人でも児童でも少なくないようである。知的障害も含め鑑別が重要である。大人のＡＳＤは、不安障害や気分障害の併存も少なくない。簡単ではないにせよ、併存なら併存、鑑別なら鑑別する努力をすべきである。

③評価尺度、評定尺度などの不適切な解釈

前述のとおり、数値化される評価尺度などは、目的（用途）が異なっている。その理解なしに、ＡＳＤの診断の主な手段に用いることをしてはいけない。評価尺度や、臨床心理士による種々の心理検査の結果はある程度参考になるが、診断の最終責任者は精神科医である。数値化された評価は、ＡＳＤの連続性に埋もれて判断を難しくする。ＡＳＤの質的異常（定型発達と比べての異質性）にも注目して評価すべきである。

④特性評価の甘さ

質的異常に注目するといっても、ある特徴を異常だとみなす医師の判断が甘いと、不適切な過剰診断につながる。よく目にするのが、「こだわり」である。受診者が何かにこだわっていると、すぐＡＳＤと診断されることが広まっているようである。そもそも人は何かにこだわりながら日々を送っているものである。あるこだわりが質的に異常であるとみなすためには、その内容と強度を具体的に聴取し、常識的な範囲として許容できるか否かをよく吟味すべきである。ほかの医師やコメディカルの意見を求めてもよいし、ほかの診察医ならどう評価するかを想像することも役立つであろう。ＡＳＤのほかの特性に関する評価を付け加え、診断根拠を積み重ねるべきことは、いうまでもない。

⑤くずかご診断「大人の発達障害」

どのような網羅的診断体系、診断基準であっても、なかなか腑に落ちる診断に至らない患者はいるものである。これが精神科診断の現実である。その際に、苦し紛れに「大人の発達障害」の可能性を言い始める精神科医がいる。もちろん、ＡＳＤの可能性を一通り考えることは診断見逃しを避けるのに役立つ。しかし、ほとんど特性評価を行わないままの「大人の発達障害の可能性」の診断は粗雑である。診断困難な患者を、ある大雑把な疾病概念に投げ入れ曖昧な病名で括って考えることを、「くずかご診断」という。かつて、児童での微細脳機能障害がそうであった。ましてや、「くずかご診断」の結果を患者に説明するのは不適切である。患者に与える混乱は大きい。また、このような態度は、これまで積み重ねられている大人のＡＳＤ概念や知見を、ないがしろにするものであるともいえる。

診断閾値下症例、probable ASD、社会資源利用のための診断

過剰診断のいくつかの局面を慎重に避けて診察してなお、診断に迷う大人の患者がいる。現行の診断基準を満たさないが、ＡＳＤの特性を部分的に、または弱めに持ち合わせ、そのために今の生活に困難が生じている患者である。また、ＡＳＤの特性が明瞭に把握され、その特性のために現在の日常生活に支障が生じていることは明らかだが、蓋然性の高い発達歴が把握できないため、ＡＳＤの確定診断ができないことがある。それぞれ、ＡＳＤの診断閾値下症例、probable ASDである。[10][11] ＡＳＤと言えるか言えないかの患者について、よくグレーゾーンとの表現が使われるが、グレーゾーンとの未分化な理解からさらに評価を進めて患者の特性を把握し、ＡＳＤの診断閾値下症例、あるいは、probable ASD患者など、より分化した診断評価を判断したいものである。

さらに、現在のところ、社会参加や学生生活を送るうえでＡＳＤの診断閾値下症例、probable ASD患者が円滑に利用できる社会資源はほとんど整備されていない。このような場合、既存の社会資源を利用するために、意見や説明をよく加えながら、あえてＡＳＤの過剰診断に踏み切る必要に迫られることもある。

不適切な過剰診断を避けるための要点

最後に、大人のＡＳＤの不適切な過剰診断を避けるための要点を簡潔に列記し、まとめとする。

- ＡＳＤの種々の特性のうち、診断に寄与する特性と、そうでない特性を整理し理解しておく。
- 可能な範囲で患者の生活歴、発達歴の情報を多方面から集める。
- 診断の前に、受診者の特徴を丁寧、かつ具体的に評価する。診断根拠を問われた場合に説明が通用するまで、評価の質を高める。
- 受診者の特徴がＡＳＤの特性と言えるかどうかをよく検討する。ＩＣＤ－10のＦ０～Ｆ９や、てんかん（Ｇ40）で説明できないか、診察医の頭の中でスキャンするように鑑別、併存を考えて整理する。
- 知的能力の発達の遅れから患者の特徴が説明可能かどうか、常に注目する。
- なんでもＡＳＤと診断する精神科医にならない。

・診断名に「発達障害」を使わない。
・診断困難な患者に対し、苦し紛れに「大人の発達障害の可能性」を伝えることをしない。「くずかご診断」は厳禁。
・診断が難しいときに「グレーゾーン」と言わず、診断閾値下症例、あるいは probable ASD と明記できるまで、特性評価を進める。
・診断の補助手段に評価尺度などを用いるのはよいが、これを診断根拠としない。
・ASDの質的側面、定型発達からみての異質性に注目し、よく吟味する。
・強引にASDで患者を説明するための不節操な問診、いわば、医者に都合のよい粗探しをしない。
・他の精神科医が診察しても大人のASDと診断するか、自己批判的に念を押して診断を考える。

大人のASD診断は、精神科医の能力を試している。

（1）井上勝夫「大人の自閉症スペクトラム障害啓発の功罪」『精神科治療学』二八巻、一四六一―一四六六頁、二〇一三年
（2）American Psychiatric Association: Autism Spectrum Disorder. Diagnostic and Statistical Manual of

Mental Disorders: DSM－5. APA, pp.50–59, 2013.
（3）北村俊則「症候・症候群・疾患」『精神・心理症状学ハンドブック第三版』一一—二四頁、日本評論社、二〇〇三年
（4）American Psychiatric Association: Diagnostic and Statistical Manual of Mental Disorders Fifth Edition, DSM-5. APA, 2013.（日本精神神経学会「自閉スペクトラム症／自閉症スペクトラム障害」『ＤＳＭ－５精神疾患の診断・統計マニュアル』四九—五七頁、医学書院、二〇一四年）
（5）神尾陽子「ＡＳＤに特有な認知および言語特性」『成人期の自閉症スペクトラム診療実践マニュアル』一五—二二頁、医学書院、二〇一二年
（6）吉川徹「自閉症スペクトラムが疑われるケースを前に—他のパーソナリティ障害との関係」『精神科治療学』二九巻、七六三—七六七頁、二〇一四年
（7）八森淳「検査の選び方」『治療』八四巻、二五一四—二五二二頁、二〇〇二年
（8）Kamio, Y., Inada, N., Moriwaki, A. et al.: Quantitative autistic traits ascertained in a national survey of 22529 Japanese schoolchildren. Acta Psychiat Scand 128: 45-53, 2013.
（9）井上勝夫「不十分な診断—学習障害・発達障害」『テキストブック児童精神医学』二八頁、日本評論社、二〇一四年
（10）神尾陽子、荻野和雄、高橋秀俊「発達障害の脳科学—自閉症スペクトラム障害の疫学研究から」『最新医学』六八巻、二〇八〇—二〇八七頁、二〇一三年
（11）井上勝夫「大人のPDD診断はどうあるべきか?—ＰＤＤの特性診断とprobable PDD」『精神神経学雑誌』一一三巻、一一三〇—一一三六頁、二〇一一年

5 ＡＤＨＤ診療実践における前提と留意点
――診断・治療の誤りを避けるために

はじめに

「ＡＤＨＤ診療でおきやすい診療側の諸問題（過剰診断・見逃し・トラブル）」とのタイトルで執筆依頼を受けた。内容として多様な話題に触れることになる。それゆえ、ある特定の内容に焦点を狭めたＥＢＭ（Evidence-based medicine）ではなく、臨床実践を通じて集められた経験的（empirical）な知識や知恵に基づいて述べるのを最初に断っておきたい。さらに、注意欠如・多動症（Attention-Deficit/Hyperactivity Disorder：ＡＤＨＤ）の臨床での、重要な前提にも言及すべきであると気づいた。よって、タイトルを「ＡＤＨＤ診療実践における前提と留意点―診断・治療の誤りを避けるために」とした。症状評価、診断、治療の順で具体的な留意点を列挙して説明を加える。最後に前提となる事項を取り上げる。

症状評価での留意点

診察で語られる主訴「落ち着きがない」は、すぐADHDの症状といっていいだろうか。主訴は、受診した者が自由に語ることばである。素朴で切実な援助を求める訴えである。「落ち着きがない」ではなく、「ADHDかどうか診てほしい」などといった、専門用語が入り込んだ主訴もありうる。ただし、素人のことばである。われわれ臨床のプロは、その生の声を額面どおり受け止めるわけにはいかない。臨床の場で語られることばは思いのほか多義的で誤解のリスクを常にはらんでいるため、具体的な吟味が不可欠である。

筆者は、臨床で登場するそのような注意すべきいくつかのことばを辞典風にまとめた。[1]「落ち着きがない」についていえば、①じっとできない性質のために状況にそぐわず動き回る。②注意の集中が持続しない、注意散漫である。③不随意運動などのために体動が多い。④規範を重視する保護者や学級担任の思いのままに子どもが行動しない。⑤強い不安のため、くつろげない、である。①や②であればADHDの可能性が高くなる。③の場合は、チック障害など何らかの不随意運動を呈する疾患や薬の副作用の可能性を考えることになる。④なら、受診した児童より、保護者や学級担任がどんな人かの評価のほうが重要になるかもしれない。⑤であれば、不安や恐怖といった症状の評価を詳しく進めることになる。なお、操作的手法に基づいた調査報告からは、チック障害とＡＤＨＤはよく併存するといわれるが、実際の臨床では、この両者のまさしく併存なのか、チック障害が本質で、たとえば多発運動チックが見かけ上ＡＤＨＤのように映るだけなのか、患児の問題の臨床的な本質を丁寧に整理する必要がある。

不注意や多動および衝動性の程度は、発達水準と比べ不相応だといえるだろうか。

これは、ＤＳＭ－５のＡＤＨＤ診断基準に明記されている事項である。[2]「発達水準と比べて不相応」を説明するなら、三〇〜四〇人で構成される学校教室の中で、患児の不注意、多動、衝動性がほかの児童・生徒と比べて明らかに目立っているかどうかということになるであろう。そして、そのために日常生活で臨床の対象とすべき（つまり、診断と治療が役立つと期待される、または、必要があると判断される）程度であるかの評価も欠かせない。これは、診断基準ではＤ．「社会的、学業的、または職業的を損なわせているまたはその質を低下させているという明確な証拠がある」と記述されている。

臨床でさらに留意すべきパターンとしてあげられるのは、患児に知的な遅れがある場合、保護者のしつけが行き届いていない場合、そして、学校教室の統制がうまく機能していない場合である。

ＡＤＨＤと知的障害（Mental retardation、ＤＳＭ－５でいうなら知的能力障害 Intellectual Disabilities）

が併存しているかについては、知能検査を実施して算出された知能指数や相当年齢と、「その知能や相当年齢であれば、その場面ではだいだいこんな集中力、行動を示すものだろう」との、診察医の子どもの発達に関する常識さえあれば評価は難しくない。逆にいうなら、知的能力の丁寧な査定がなされていないときや、子どもの発達についての基本的理解が診察医にないときは、評価が不正確になるであろう。

保護者によるしつけ不足が大きな要因にある場合（DSM－5で表現するなら「22．臨床的関与の対象となることがある他の状態」の中の「親子関係の問題」で、ほかに「両親の不和に影響されている児童」、さらには、看過できない課題である「極度の貧困」「低い収入」もあげられる）は、しつけが行き届かなくなっているさまざまな事情をよく勘案しつつ（家庭生活に経済的・時間的余裕がない、保護者に知的な遅れやADHDなどがある、家族不仲が深刻である、そもそも保護者が育児に関心を持っておらずしつけの労力を怠っている、児童虐待と呼ぶべき局面が生じているなど）、その状況の改善を図る治療戦略を立案することになる。医療よりほかの立場からの介入の方が役立つこともあるだろう。

気をつけたいのは、ADHDが養育困難の原因となるときと、しつけ不足から見かけ上ADHDと似た様子を呈するときの両方がありうることである。したがって、診察医は要因と結果について双方向で検討すべきである。虐待の場合は緊急対応となるが、そうでない場合は、しつけが行き届かなくなっている保護者の事情をある程度汲みつつ、保護者の自尊心をなるべく傷つけないよう配慮しながら、実現可能なしつけの助言を続けることになる。ただし、ごく稀ではあるが、保護者と患児の行き違いがもはや動かしがたい場合、そして、操作的診断基準のＡＤＨＤを満たしていると考えられる場合、短期間ＡＤＨＤ治療薬を適切に使用することが事態改善の切り口になることもある。

学校教室の統制がうまく機能してない場合の対応は、医療での対応は難しい。いや、医療にそのような責務はない。ここからは筆者がこれまでさまざまな方面から得た間接情報からの記述なので推測や邪推が入り込むが言及を試みたい。学校教員は雑務に追われすぎているように思う。学校は教育の場とされるが、それ以前に、日中子どもを預かる場でもある。これは保育である。だから、学校は保育と教育の場であって、それだけでも十分に忙しい。保護者は、そのありがたみを忘れがちである。これに、惰性で続く学校行事と、校内・地域・国などさまざまなレベルからの短期的、短絡的なプランによる仕事が次々に教員に課されると、どうしようもなくなる。児童・生徒に丁寧にかかわる時間がなくなるのである。ある校長会の講演で文化祭と運動会を二年おきの交代で実施すれば学校も保護者も負担が減るのではないかと本気で提案したことがあるが、無駄であった。

問題はそれだけではない。どうやら、昨今の子どもは、大人に権威（ここでいう権威は、大人が子どもを服従させるとの意味ではなく、大人の言動が子どもからみて納得のいく内容で、その結果、子どもが自分から大人に従おうとする気持ちになれるとの意味）を抱きにくくなったように思えてならない。そのような子どもが多い教室であれば、統制しにくいのは当然である。もちろん、担任の学級運営の経験が不足しているうえに学校全体がそうした担任のサポートを怠っている場合や、経験年数だけは重ねているが肝心の学級運営のスキルが上がっていない場合もありうる。なお、昨今、こうした学級運営の不備から生じている子どもの不躾な言動を、ADHD（あるいは自閉スペクトラム症など）と誤って呼んでしまっていないか、あるいは、その場しのぎのため、問題や責任の所在を、いわゆる「発達障害」のことばを便利に使って医療のほうにずらしていないかが非常に気になる。

不注意または多動―衝動性の症状は複数の状況で生じているといえるだろうか。

学校教室だけ、あるいは家庭内だけで子どもにそのような様子がみられるのであれば、ADHDとは考えにくい。原則的にADHDは患者本人の特徴であるから、それがいくつかの場面で共通して把握されることがADHD症状の基本的理解だからである。これは、診断基準のC項目である。もし、ある特定の場面でのみ不注意、多動、衝動性がみられるのであれば、ADHD以外の要因を検討することになる。家庭であれば、先に述べた家族の諸事情のほかに、子どもに対する親の声がけと、子ども自身が向けている関心の方向や行動のスピードの間でのタイミングのずれの連続もありうる。学校であれば、教室で授業中に立ち歩きする他児をまねての多動などがありうる。

診断での留意点——鑑別診断、過剰診断、および診断見逃し

鑑別診断については、DSM-5のADHDの解説にひとまず記述されており、そこには反抗挑発症、間欠爆発症、その他の神経発達症、限局性学習症、知的能力障害（知的発達症）、自閉スペクトラム症、反応性アタッチメント障害、不安症群、抑うつ障害群、双極性障害、重篤気分調節症、物質使用障害、精神病性障害、医薬品誘発性注意欠如・多動症症状、そして神経認知障害群が列記されている。また、診断基準のE項目では、それら以外に、解離症、パーソナリティ障害、物質中毒または離脱があげられている。

十分な内容であるが、問題は鑑別の順序である。伝統的精神医学では、外因、内因、心因の順序で鑑別診断を進めるのが緊急性の判断を含めた適切な治療方略立案のための正しい手順、ゴールドスタンダードとされており、児童精神科の臨床においてもこの原則に従うべきである[3]。その順序は世界保健機関による国際疾病分類（International Classification of Diseases 第10版：ICD-10）のFコードの並びとほぼ呼応することも参考にされたい[4]。病院やクリニックによっては頭部画像検査や血液生化学検査などの実施に制約があるかもしれない。しかし、少なくとも診察医の

頭の中では、脳の器質疾患による不注意症状、内分泌疾患に基づく多動症状の可能性などを思い浮かべてみることが不可欠である。このような精神科臨床の基本を踏襲せず、なんらかの評価スケールの数値をもって安易にＡＤＨＤだと診断するのは危険な診療行為である。ＡＤＨＤでないものをＡＤＨＤと呼ぶべきではないのに、ＡＤＨＤしか知らない者はＡＤＨＤとしかいえない、ということである。

過剰診断については、前節の症状評価での留意点で触れた事項をふまえれば誤りが避けられるであろう。

診断見逃しでしばしば経験するのは、不注意症状だけが目立つＡＤＨＤ、知的障害とＡＤＨＤの併存、さらにＡＤＨＤで生じた育児困難からの虐待である。後の二つについてはすでに触れたので、ここではＤＳＭ－５でいう「ＡＤＨＤ　不注意優勢に存在」について説明する（なお、ＤＳＭ－５ではＩＣＤへの対応を想定した参考コードが記されていて、不注意優勢に存在のＡＤＨＤにはF90.0が付されているが、ＩＣＤ－10でいえば、「ほかの小児期および青年期に通常発症する特定の行動と情緒の障害〈含〉多動障害のない注意欠陥障害」のF98.8である）。

多動、衝動性といった目立つ行動がないと問題視されない。しかし、このタイプの児童は、集中持続困難や注意散漫の症状のために、持っている能力を発揮できずに日々を送っている。その結果、本来の知的能力に合わない学業不振、そして私物や予定整理での顕著な不手際が連続して生じる。こうなると周囲から常に批難されることになる。薬物治療が有効であった患児のことばを借りれば、「僕以外の皆は、こういうふうに集中しているんだ」、あるいは「集中するってどういうことか、生まれて初めてわかった」という声になるような事態である。臨床を行う者として「ADHD　不注意優勢に存在」の診断を見逃すわけにはいかない。さらには「何だか毎日不安でたまらない」「自分のことが好きになれない」との主訴で受診した青年期患者を診察した結果、見逃され続けたこのタイプのADHDであることが判明し、標準的なADHD治療を通じて自己効力感や自己像を回復した治療経験がある。その症例の主訴の不安とは、自分の将来・人生についての漠然とした、しかし深刻な不安だったのである。なお、こういった、深刻なのに見逃されがちで援助の手が差し伸べられないいくつかの状態について、筆者は「少数派課題と狭間・境界課題」としてまとめたことがある[5]。

治療での留意点

治療目標の設定と薬物治療での留意点に触れる。

強調したいのは、ADHDを治すことが治療目標ではないことである。患児ごとの困りごとの解決にADHD概念を役立てているのだということである。というのは、同じADHDといっても、患者ごとに臨床課題の中心と治療対象とすべき標的症状が異なるためである。授業中の注意散漫が最も克服すべき症状の場合がある。衝動性による同世代の仲間とのトラブルの低減が最優先のこともある。そうした治療目標がいくつか複合していることのほうが多い。ある共通要素を抽出して成立したEBM水準で満足いく臨床だというなら、それでかまわないかもしれない。ここで述べたいのは、その水準を超えた個別性への配慮のことである。ADHDのなんらかの評価尺度の点数が下がったというのが前者のレベルである。ある困りごとが患者に生じていて、その解決の手がかりにADHDという概念が有用だと期待され、その概念について蓄積されたEBMを参考にしつつ、患児ごとになるべく具体的な治療目標を治療者・患児・保護者で話し合って共有してから治療を進めていくとの姿勢が後者の水準である。

近年、患者の個別性にも注目した精密医療（precision medicine）が、悪性腫瘍の治療や遺伝子解析の手法を使った医療からようやく勃興してきている。[6] そこまで大がかりでなくても、「学校からの連絡プリントをお家に忘れないで持っていけるようになったら、このADHDの薬が効いたということがいえるね」「担任の先生の話を聞けて連絡ノートが書けて、それをお母さんに忘れずに見せられるようになったら、効果があったと考えてよさそうだね」などと治療の前に話し合っておく工夫である。このようにして、なるべく臨床の質を向上させたいものである。

薬物治療については、それぞれの薬剤の添付文書に記載された項目、つまり、警告（メチルフェニデート塩酸塩徐放錠には警告あり）、禁忌、用法・用量に関連する使用上の注意（アトモキセチン塩酸塩で非常に丁寧な記載あり）、慎重投与、重要な基本的注意、相互作用（併用禁忌や併用注意）、重大な副作用、頻度の多い副作用などに目を通せば、ひとまずそれでよい。ただし、ADHDの薬物治療は長期にわたることが少なくないため、機会をみて減量または休薬期間を設定して、内服の必要性を確かめることを怠ってはならないことを再確認しておきたい。よく勉強している（児童）精神科医ほど、薬のデメリットや怖さも知っている。不勉強な場合や精神医学の基本を学ぶ機会がない他科の医師ほど大胆または軽率な処方に陥る傾向がうかがわれるとしたら言い過ぎであろうか。なお、処方にあたってのインフォームド・コンセント、インフォームド・アセント、シェアード・ディシジョン・メイキングについては割愛した。

ADHD診療実践の前提

統合失調症の論文で中安が指摘した、疾患概念と臨床診断の関係について、ADHDのみならずすべての精神疾患に共通した重要な前提として理解しておくことが重要と考えられるため、引用する。[7]「疾患概念とは多数例に基づく遡向的な事実認定であるのに対して、臨床診断とは一例に対する前向的な仮説設定であって……『多数例―一例』、『遡向的―前向的』、および『事実認定―仮説設定』というように疾患概念と臨床診断とはまったく対極的なものである」。最後の本節では、ADHD診療を実践するうえであらかじめ理解しておくべき前提について、中安の指摘を敷衍しつつEBMと診療実践の関係に触れ、また、ADHDについての最近の私見を簡潔に述べる。

EBMは被検者集団から得た情報の集積でできた産物である。既成事実となった過去について、確からしい何かを統計学的な確率を添付しながら述べるものである。だから、過去に眼差しを向けている。そこでは、集団の共通要素は示されてはいても個別性の要素はほぼ除外されている。一方、診療実践は、個々の患者を対象とした、未来に眼差しを向けた作業である。診断は、ある個人の患者についての当面の仮説で、治療を行うことには、その仮説が正しいかどうかを検証する宿題が必ず付随する。検証は、治療者と患者、あるいは治療者と患児、そしてその保護者の協働で行う。しかし、診断という仮説が正しいか否かの検証の最終責任は、仮説を立案した者である診断した診察医に帰する。まさに未来に向かう作業である。EBMは、患者への適応の前に批判的吟味のステップを踏むとされるが[8]、それでもなお、個々の患者に適応する際の、この、診断という仮説立案と、その後の検証の作業が不可欠なのである。

さてADHDの診断概念は、少なくとも現在のわれわれの社会生活においては有用といってよいであろう。勤勉さが求められるし、時刻に合わせてタイトな日課の遂行が要求され、それらが社会適応の資質とみなされる。また、交通ルールをはじめ、トラブルや危険回避のために遵守すべき決まりごとも多い。ほかの生活様式や社会では、もしかしたらある種の才能とでもみなされたかもしれない不注意（あれこれ気がつく）、多動（活動性が高い）、衝動性（躊躇なく危険を冒せる）の資質は、今の社会環境、生活環境ではデメリットとなる。つまり、ＡＤＨＤは、diseaseやillness、つまり疾患ではなく、ある個人の特徴から、その個人が日常生活を順調に送るうえで支障が生じる、まさしくdisorderである。生活課題の変化によっては、大人になってはじめて臨床の俎上に載ることも十分に考えられる（なお、遅発性（late-onset）ＡＤＨＤについては今後も慎重な議論が必要であろう[9]）。

ＡＤＨＤで間違いがなければ、その症状による不利益は深刻だと診療を通じて実感する。それは、勉強や課題完遂などの実行力の層ばかりでなく、親子を含めた対人関係、さらには、自己効力感や自意識、そして自分の将来に希望を抱けるかどうかまでの根深い層にまで及んでいることもある。最近筆者は、ＡＤＨＤの治療においてさまざまな助言や薬物治療を通じて医師が可能なのは、患児が潜在的に有している回復力を発揮できる、いわばこころの環境やコンディションを作るまでにすぎないのではないかと考えるようになった。というのは、先に述べたとおり、ＡＤＨＤのために生じている不利益はいくつもの層にわたっているからであり、それらすべてを医療で対応するには限界がある。望ましいこころの環境、コンディションさえでき上がれば、どんなに根深い困難な状態にあっても患児はそれぞれの内に元々有していた回復力をみせるものである。これが、ＡＤＨＤ診療実践の魅力だと考えている。

（1）井上勝夫「臨床分水嶺日本語小辞典」『テキストブック児童精神科臨床』二一五—二二四頁、日本評論社、二〇一七年

（2）American Psychiatric Association: DSM-5 Diagnostic and Statistical Manual of Mental Disorders 5th ed. American Psychiatric Publishing, 2013.（髙橋三郎、大野裕監訳『ＤＳＭ－５ 精神疾患の診断・統計マニュアル』医学書院、二〇一四年）

（3）井上勝夫「精神医学体系に基づいた初回面接の心得・知識とその実践」『児童青年精神医学とその近接領域』五八巻、四七〇—四七六頁、二〇一七年

（4）World Health Organization: The ICD-10 Classification of Mental and Behavioural Disorders: Clinical descriptions and diagnostic guidelines. WHO, 1992.（融道男、小見山実、大久保善朗訳『ＩＣＤ－10 精神および行動の障害—臨床記述と診断ガイドライン』医学書院、二〇〇五年）

（5）井上勝夫「少数派課題と狭間・境界課題」『テキストブック児童精神科臨床』一八七—一八八頁、日本評論社、二〇一七年

（6）Hodson R.: Precision Medicine. Nature outlook 537: S49, 2016.

（7）中安信夫「鵺のごとく正体不明、アメーバのごとく千変万化、烏合のごとく種々雑多—ＤＳＭには統合失調症の疾患概念がない！」『精神医学』五九巻、一〇〇一—一〇〇九頁、二〇一七年

（8）正木朋也、津谷喜一郎「エビデンスに基づく医療（ＥＢＭ）の系譜と方向性—保健医療評価に果たすコクラン共同計画の役割と未来」『日本評価研究』六巻、三—二〇頁、二〇〇六年

（9）佐々木博之、城野匡、橋本衛他「認知症とlate-onset ＡＤＨＤの関連について」『精神科治療学』三二巻、一六一一—一六一七頁、二〇一七年

6 大人のADHDにおいて一般精神科医が児童精神科医へ求めるコンサルテーション

はじめに

学習障害（learning disorders）、広汎性発達障害（pervasive developmental disorders）または自閉症スペクトラム障害（autism spectrum disorder）、そして注意欠如多動性障害（attention-deficit hyperactivity disorder：ＡＤＨＤ）を含む、いわゆる発達障害が大人の臨床でも注目されるようになっている。このうち、一次的な症状に対する薬物治療の選択肢があるＡＤＨＤにおいては、医療の役割が特に大きいといえる。

〝International consensus statement on ADHD〟によれば、ＡＤＨＤは、生活に悪影響が及ぶことが科学的に実証されている障害であり、〝神話〟でも〝空事〟でも〝良性の状態〟でもないと明言されている[1]。その悪影響とは、大学を含めた学習課程からのドロップアウト、友人関係の乏しさ、仕事での達成の低さ、反社会的行動への進展、薬物の乱用、さらには、一〇代での妊娠、性感染症、交通事故、抑うつ、パーソナリティ障害であるという。欧州では、大人のＡＤＨＤの臨床像、適切な診断、効果的な治療については十分なエビデンスが確立しておらず、さらに検討が必要であることが、コンセンサスとして表明されている[2]。

これらとは別に、一八歳以降で初めて診断されるＡＤＨＤの患者に対し、ＡＤＨＤ治療薬であるアトモキセチンがすでに認可された。また、子どものＡＤＨＤ薬物治療のもうひとつの適応薬剤であるメチルフェニデート徐放製剤も、今後同様に一八歳以降で初めて診断されるＡＤＨＤ患者に対して認可される可能性がある。

つまり、ＡＤＨＤの生活への影響は楽観できないとの見解が公表されながら、大人のＡＤＨＤの診断と治療の方法は未確立であるとも明言されている現状のもと、大人のＡＤＨＤに対する治療薬が認可されたのである。こうした動向は、大人の患者の診療を行っている一般精神科医に混乱を与えるであろう。

ＡＤＨＤは、通常児童期に初めて診断される精神障害である。実際に多くの診断と治療を行っているのは、児童精神科医である。児童精神科医は、子どものＡＤＨＤに関する知識と臨床経験を豊富に有している。このことから、未確立の大人のＡＤＨＤの診断と治療にあたって、児童精神科医からのいくつかの意見や助言が役立つことが考えられる。大人のＡＤＨＤの診断・治療における一般精神科医から児童精神科医へのコンサルテーションである。

そこで本章では、特にＡＤＨＤの診断に焦点を当て、そのようなコンサルテーションを受けたときに、児童精神科医から可能な助言の基盤となる、ＡＤＨＤに関する重要な基本事項を確認したい。まず、子どもと大人に共通したＡＤＨＤ診断の注意点を挙げる。次に、子どものＡＤＨＤ診断と大人のＡＤＨＤ診断を対比する。さいごに、筆者の立場から、大人のＡＤＨＤ診断にあたってのいくつかのアドバイスを挙げる。

子どもと大人に共通したＡＤＨＤ診断の注意点

ＡＤＨＤ診断における注意点として、①不注意・多動・衝動性の基本症状がＡＤＨＤに特有でないことを念頭に置いて鑑別すること、②幼児期（診断基準では七歳以前）からＡＤＨＤの特徴に気づかれていること、③ＡＤＨＤの特徴が複数の場面で確認されること、④不注意・多動・衝動性が患者の発達水準と相応しないこと、⑤日常生活上の機能障害がＡＤＨＤ症状で説明できること、が挙げられる。

まず、ＡＤＨＤの基本症状のうち、不注意の症状の実際の中身は多様であることを説明しておきたい。診断基準の項目から拾い上げると、不注意の内容を以下の通りにまとめることができる。

必要な方向に注意を向けること、注意の精度を高めてケアレスミスを避けること、また、物を失くさないこと、他の刺激があっても注意が転導されないこと、課題を終えるまで集中を持続すること、集中力が求められる課題を避けないこと、物事を順序立てて首尾よく進めていくことである。最後の項目は、実行機能（遂行機能）のプランニングと重なる。不注意症状を評価するときには、こうした注意に関する複数の側面から症状を丁寧に吟味することになる。

不注意・多動・衝動性とも、ＡＤＨＤに特有ではない。ＤＳＭ－Ⅳ－ＴＲのＡＤＨＤ診断基準には、鑑別すべき精神障害として、統合失調症、気分障害、不安障害、解離性障害、パーソナリティ障害、そして広汎性発達障害が挙げられている。[3] 子どものＡＤＨＤ診断では、これに加えて、てんかん、脳奇形、脳腫瘍、副腎白質ジストロフィー、異染性白質ジストロフィー、クラッベ病、もやもや病、水頭症、甲状腺機能亢進症、アトピー性皮膚炎、亜急性硬化性全脳炎、結節性硬化症、怒り発作、気管支拡張剤の影響、アデノイド、軽度の聴覚障害を鑑別する。[4] いわゆる、外因性精神障害としての不注意・多動・衝動性の可能性である。

また、ＡＤＨＤを生得的な発達障害としてみるなら、ＡＤＨＤと確定診断するためには、不注意・多動・衝動性が、時間や空間によらない、個人の特徴として説明できることが必要となる。つまり、幼児期からのＡＤＨＤの特徴の連続性、および、複数の場面でＡＤＨＤの特徴が一貫して確認されることである。学童期や青年期の途中から目立ってきた不注意・多動・衝動性の場合は、ＡＤＨＤ以外を考える必要がある。また、場面によってこれらの特徴が消失する場合は、環境からの影響を考慮すべきで、簡単に個人の特徴に原因を帰することはできない。子どもでＡＤＨＤを診断する場合は、幼稚園や保育園の教室から飛び出す、集団活動に大人しく参加できない、家族との外出のときに興味に惹かれて親から離れどんどん遠くに行って迷子になりやすいといった幼児期からの特徴が確認される。こうした特徴が長期間（診断基準では六ヵ月以上）みられるのである。また、学校教室での授業中の場面と、自宅で宿題に取り組む場面、家族との外出場面での様子などから複数の場面でのＡＤＨＤの特徴と、その程度を評価する。

さらに、不注意・多動・衝動性の度合と、患者の発達水準を照らし合わせる必要がある。たとえば、一見、注意散漫、多動と映る様子が発達水準に相応しい内容であれば、病的なものとみなす必要はなく、好奇心旺盛、活発で元気、意欲的で積極的と表現して差し支えないであろう。発達水準に相応するかどうかを評価するためには、ほぼ同じ日課をすごしている同年齢の平均的な集団を基準に置いて比較することになる。患者に知的能力の発達の遅れがある場合は、知能検査で精神年齢を算出し、その精神年齢の平均範囲を基準に置いて比較する必要がある。精神遅滞の子どもに普通教室で理解できない授業を受けさせたら、注意散漫となり、退屈しのぎに何か他のことをして多動になるのは当然である。それは、ＡＤＨＤの多動ではなくて、精神遅滞の多動である。その子どもの理解力に適した学習課題に取り組ませても不注意・多動・衝動性が認められる場合は、精神遅滞とADHDの併存と診断できる。このように、ADHDの診断には、発達水準との比較が欠かせない。

さいごに、不注意・多動・衝動性による機能障害、つまり日常生活への支障の有無は、ADHDの診断のみならず、疫学調査においても問題となる。これまでのADHDの有病率に関する研究結果の違いはきわめて大きく、一～二〇%と報告されている。[5] 有病率の結果が大きかった研究は、調査の際に機能障害が評価されていないものが多かった。さらに、不注意・多動・衝動性に関する項目を点数化すると、質的要素を削ぎ落とした評価方法にならざるをえず、質的要素を含めた評価と比べ粗雑になりかねない。この、評価尺度を用いた点数化の問題については後述する。

以上、子どもでADHDを診断する際の基本項目を確認した。これらは、大人で初めてADHDを診断するときにも重要な事項といえる。しかし、大人で初めてADHDを診断する際に、これらの基本事項がすべて確かめられるとは限らないかもしれない。そのときは、どの情報が欠落しているかを診察医が整理しておく必要があるだろう。

子どものADHD診断と大人のADHD診断の対比

大人で初めてADHDを診断する際に特記すべきこととして、子どもの場合と比べ、鑑別が広がること、発達歴に関する確度の高い情報が得られにくくなること、ADHDの臨床像が子どもとはいくらか異なること、そして、不注意・多動・衝動性の程度を評価する基準が得られにくいことに触れておきたい。

まず、受診者の年齢が上がるにつれて、不注意・多動・衝動性をきたす身体疾患、精神障害が増えることに注意が必要である。原因で分けた精神障害の分類（外因・内因・心因）をひと通り鑑別に置くことがさらに重要となる。これらを踏まえても説明のつかない不注意や実行機能の低さや多動・衝動性が認められたときに、ＡＤＨＤの可能性を考えてよいであろう。

また、前述の通り、ＡＤＨＤと診断するには発達歴・生活歴の中でＡＤＨＤの特徴の連続性をひと通り確かめることが必要である。子どもの受診者の場合、診察室で子どもの様子を直接観察できることと、比較的若く育児中で子どもと接する時間が多い保護者から、比較的確度の高い現在の状況や発達歴に関する情報を得ることができる。ところが、大人の受診者の場合、本人からの発達歴の報告のみでは、その情報の十分な確度が保証されにくい。成績票などの学齢期の学級担任の記述といった児童期の他者による記録が、客観的な情報源として発達歴の確度を高める補助手段になるかもしれない。また、大人の受診者の身内からの情報も同様に役立つ可能性がある。しかし、育児中の母親や担任として日々教育し接している教師から得るごく最近の新しい出来事に関する情報までには精度が高まらないであろう。

さらに、ＡＤＨＤの臨床像は、子どもと大人で異なることが知られている。ケスラーらは、大人を対象とした電話インタビューを実施し、児童期にADHDの特徴が存在した者の約半数が大人でもADHDの特徴があり、九四・九%に不注意、三四・六%に多動があると報告した。[6] この他にも、成人のADHDでは不注意の症状が多いとの報告がある。[7] しかし、バークリーは、不注意は他の精神障害にもみられる症状であることから、実行機能の障害が鑑別に重要であるとの見解を表明している。[8] まとめれば、大人でADHDを診断する際には、多動・衝動性より、不注意と実行機能の障害が主な症状であることを念頭に置くことが求められる。

さらに、大人で難しいのは、不注意・多動・衝動性を評価する基準を設定しにくいことである。学齢期の子どもは、学校生活というおおよそ均一な生活を送っている。しかし、大人の生活環境や日課は多様である。このことも、大人でADHDを診断する際に、慎重に考慮すべき事項である。

大人のADHD診断における児童精神科医からのアドバイス

これまで、大人のADHDの臨床での問題点を挙げた。しかし、子どもでADHDの疾患概念が確立し、また、多くの予後研究の知見から、ADHDと診断して治療や支援を受けるべき大人がいることは、まちがいない。そこで、児童精神科医でもある筆者の立場から、これまで述べた問題点を踏まえつつ、ADHD診断に役立つと考えられるアドバイスを具体的に提示したい。

鑑別診断の重要性

繰り返しになるが、不注意・多動・衝動性とも、横断的には非特異的な症状であるため、鑑別診断が重要である。精神現在症をひと通り評価することも必要である。発達歴で、おおまかには、幼児期から多動─衝動性が目立ち、学童期から不注意症状が確認されやすくなり、一〇代後半頃に多動─衝動性は軽減しても不注意症状が依然として続いているといった、成長に沿った展開が縦断的に認められれば、ＡＤＨＤと診断しやすくなる。

症状評価の工夫

先に述べた通り、大人の場合、子どもと異なり、ＡＤＨＤの各症状を評価するときの基準を設定しにくい。基準となりうるのは、診察医の主観的な正常範囲になるかもしれない。その主観的判断とともに、さらに症状評価をより妥当なものに高めるためには、個々の患者のＡＤＨＤ症状がみられる際の、状況や場面、要求される振る舞いや課題と患者の行動の差、その際の患者の認知や緊張感や不安感を含めた感情を具体的に聴取、確認したうえで、その場面で大人が振る舞う普通の範囲と、患者の行動を比較することになる。大人の患者の知的能力や作業能力を、ウェクスラー式の知能検査や内田クレペリン精神検査などの知能・心理検査で調べることが必要になることがあるかもしれない。大人のＡＤＨＤと考えるべき具体的な事例は、他の論文で挙げた[9]。なお、知的能力の低さによって説明可能な場合は、ＡＤＨＤと診断することにならない。

ＡＤＨＤ診断の見逃しを避けるために

ＡＤＨＤの可能性を見逃さないために、不注意優勢型のＡＤＨＤについて、および、ＡＤＨＤの症状には状況依存性があることに触れておきたい。

子どものＡＤＨＤでは、多動―衝動性が目立って問題視され、受診に至ることが多い。しかし、こうした症状はなくても、不注意症状のために、本来持っている能力を学力として発揮できなかったり、日課をうまくこなせない不注意優勢型のＡＤＨＤが一定の割合で存在する。こうした子どもは多動や衝動性がないため、学級担任の目には留まりにくい。こうした子どもを診察すると、多岐にわたる不注意症状と、知能検査の結果にそぐわない学力評価の低さが認められる。そして、薬物治療などを行うと、不注意に基づく問題が改善される。大人のＡＤＨＤでは、多動―衝動性より、不注意症状が残りやすいことが知られている。したがって、多動や衝動性が目立たないことで大人のＡＤＨＤを否定するのは、診断の見逃しにつながる。

また、ＡＤＨＤ症状には、ある程度の状況依存性がある。普通教室では症状の目立つ子どもを、掲示物などの刺激が少なく、個別的な指導を受けられる学習環境に置くと、課題への取り組みがよくなることが知られている。病院などで実施される心理検査は一対一の環境であるため、ＡＤ

HD症状が目立ちにくくなることが比較的多い。この旨は、ICD－10[10]にも「しかし臨床検査では通常、異常な程度の知覚や認知の転導性を示さない」と記載されている。同様に、大人のADHDでも症状の状況依存性があることを知っておくべきである。心理検査場面での行動観察で集中がよかったことをもって、ADHDではないと判断することはできない。

評価尺度の適切な使い方

大人でADHDのスクリーニングや症状を評価するためのいくつかの評価尺度が知られている。近年、本邦では、成人期のADHD症状評価尺度（CAARS-screening version：CAARS－SV）日本語版の信頼性と妥当性が検討され、確認された[11]。その内容は、あらかじめADHDと診断された成人患者と対照の健康被験者を対象とした事後検定である。したがって、日常の大人の患者の精神科診療での有用性を確認するためには、CAARS－SVを一般精神科外来で用いたときに、どれだけの感度と特異度で大人のADHDをスクリーニングできるかの検証を待つ必要がある。不注意・多動・衝動性はADHDに特有な症状ではないため、感度は高くても特異度が低くなることが予想される。言い換えれば、「CAARS－SVで低得点の者は、ADHDの可能性が低い」ことはいえるが、「CAARS－SVで高得点の者は、ADHDである可能性が非常に高い」とはいえないという予想である。なお、子どもでも評価尺度のみでADHDを診断すべきではないことは、英国のＮＩＣＥ（National Institute for Health and Clinical Excellence）のガイドラインに明記されている。

ここでは、評価尺度の各項目について、単純な点数化ではなく、内容を具体的に聴取することを提案したい。つまり、数値化に伴って脱落する質的要素への注目である。ＤＳＭ－Ⅳ－ＴＲのＡＤＨＤの診断項目「（ａ）学業、仕事、またはその他の活動において、しばしば綿密に注意することができない、または不注意な間違いをする」「（ｇ）課題や活動に必要なもの（例：おもちゃ、学校の宿題、鉛筆、本、または道具）をしばしばなくしてしまう」を例に挙げれば、日々の生活場面でどんなことが起きているかを、診察医が納得して理解できるまで、よく問うのである。知的な障害や学習障害のない小学校高学年の子どもが、算数のテストで足し算の単純なケアレスミスを頻繁にするのであれば、（ａ）は該当するとみなせる。しかし、これが、計算を教わったばかりの小学一年生であればケアレスミスとみなすことはできず、（ａ）には該当しないことになる。また、（ｇ）であれば、どんなものをどんな様子でなくすのかを質問する。しばしば、重症のＡＤＨＤの子どもは、登校前に鉛筆や消しゴムを入れて準備した筆箱の中身が、学校から帰宅する頃にはほとんどなくなっているのがほぼ毎日、といったことが起きている。

このように、評価項目の具体的な内容を質問することで、ＡＤＨＤの症状を診察医が腑に落ちて理解することができる。逆にいえば、このように腑に落ちて理解することなしに、評価尺度の点数化のみを表面的に進めるのは、誤った評価・診断につながる危険性が高い。この、症状を具体的に問診する手間は省略すべきではない。

（1）Barkley, R. A.: International consensus statement on ADHD. In Barkley, R. A.（ed.）: Attention-Deficit Hyperactivity Disorder: A Handbook for Diagnosis and Treatment, 3rd ed. Guilford Press, pp.53-75, 2006.
（2）Kooij, S. J., Bejerot, S., Blackwell, A. et al.: European consensus statement on diagnosis and treatment of adult ADHD: The European Network Adult ADHD. BMC Psychiatry, 10: 67, 2010.
（3）American Psychiatric Association: Quick Reference to the Diagnostic Criteria from DSM-IV-TR. American Psychiatric Association, 2000.（高橋三郎、大野裕、染矢俊幸訳『DSM-Ⅳ-TR 精神疾患の分類と診断の手引新訂版』医学書院、二〇〇三年）
（4）小枝達也「身体疾患との鑑別」齊藤万比古、渡部京太編『注意欠陥・多動性障害—ADHD—の診断・治療ガイドライン第三版』じほう、一〇四—一〇五頁、二〇〇八年
（5）井上勝夫「小児期の発達障害」『こころの科学』一三九号、七二—七七頁、二〇〇八年
（6）Kessler, R. C., Green, J. G., Adler, L. A. et al.: Structure and diagnosis of adult attention-deficit/hyperactivity disorder: analysis of expanded symptom criteria from the Adult ADHD Clinical Diagnostic Scale. Arch Gen Psychiatry, 67: 1168-1178, 2010.
（7）Wilens, T. E., Biederman, J., Faraone, S. V. et al.: Presenting ADHD symptoms, subtypes, and

comorbid disorders in clinically referred adults with ADHD. J Clin Psychiatry, 70: 1887–1562, 2009.
（8）Barkley, R. A.: Differential diagnosis of adults with ADHD: the role of executive function and self-regulation. J Clin Psychiatry, 71: e17, 2010.
（9）井上勝夫、宮岡等「成人の発達障害診療における一般精神科医と児童精神科医の臨床的協働」『児童青年精神医学とその近接領域』五四巻、四二一―五三頁、二〇一三年
（10）World Health Organization: The ICD-10 Classi fication of Mental and Behavioural Disorders-Clinical descriptions and diagnostic guidelines. World Health Organization, 1992.（融道男、中根允文、小見山実他監訳『ＩＣＤ－10　精神および行動の障害―臨床記述と診断ガイドライン新訂版』医学書院、二〇〇五年）
（11）高橋道宏、多喜田保志、市川宏伸他「成人期のADHD症状評価尺度　CAARS-screening version（CAARS-SV）日本語版の信頼性および妥当性の検討」『精神医学』五三巻、二三一―二三四頁、二〇一一年

7
発達障害とうつ病

発達障害とうつ病

筆者は精神科医歴三〇年近くになる者であるが、正直に言えば、世に言う「うつ病」とはいったい何をさすのか、どんどんわからなくなって困っている。

そもそも人が生活していれば、悩み事に出会わないわけはない。いくつかの物事が運悪く重なり、それが心理状態に悪影響を与える要因となれば、誰でも気分が落ち込み、疲れやすくなり、食欲もなくなり、夜、眠れなくなるであろう。一方、心理的要因からはとても説明がつかない、深いうつの状態に陥る場合もある。

かつて、神経質な性格や心理社会的要因から生じるうつを「抑うつ神経症」と呼び、遺伝やもともとの生物学的背景が原因と想定されるうつを「内因性うつ病」と精神科医が呼んだ時代があった。この分け方は、治療を実践するときに、診察医に「見立て」という、いわば立体的な視点を与えてくれた。

その後、ＩＣＤやＤＳＭといった操作的診断の体系が浸透し、その権威が高まるにつれて、神経症概念は衰退した。診療の場でこれら操作的診断基準のマニュアルを用いれば、「大うつ病エピソード」「反復性うつ病性障害」「気分変調症」や「適応障害」の「短期抑うつ反応」や「遷延性抑うつ反応」などと仕分けることはできる。

ただし、このようにして仕分けた診断は、あたかも地図上の位置を決めるようで、何だか平面的である。統計・研究のために作成された操作的診断の体系は、もともと人の集合を対象にしている。そこでは個別性は極力抑えられる。普遍性や再現性を重んじる科学は、たしかにそれでよい。しかし、個別性こそ重視すべき一人ひとりの診療となると、ともかく片手落ちだし、まして診断マニュアルのみを拠りどころにして診療すると、いずれは再検討が迫られる。

この問題点は、とくにうつ病を論じるときに際立つ。付け加えるなら、人間性をほとんど犠牲にして激しくうごめいている昨今の経済活動は、とても深刻な「うつ」をわれわれに与えている。また、青年期の心理的な発達課題が延長し成人になって混乱しているのを、診察時間の制約もあいまって表面的な症状から「うつ病」と一括してしまう医療の現状も気になる。もっとも、こうした「うつ病」には新しい呼称が与えられ始めているようである。

さて、本章ではうつ病と発達障害を扱う。しかし、まず、タイトルをどうするかから悩んだ。発達障害のハンディキャップをもつ子どもが環境と齟齬をきたしてうつ症状を呈するに至った若年の患者を考えれば「発達障害で生じたうつ病」になるし、うつ病の要因を考えているうちに発達障害の特徴が関与していたことに気づかれるといった成人の患者を考えれば「うつ病の背景にある発達障害」になるし、発達障害とうつ病が独立して一人の人に同時に起きているのであれば、狭義の「発達障害に併発したうつ病」ということになる。

実はここが重要な点で、一人の患者に発達障害とうつ症状が一緒に認識されたとき、診察医がどんな順序で両者に気づくかを考える場合も、症状がどう形成されたかを考える場合も、時間の要素が関与する。したがって、発達障害とうつ病を評価するときには、縦断的で立体的な「見立て」の視点がとても重要になる。

さて、これから、注意欠陥／多動性障害、広汎性発達障害の順で発達障害とうつ病を論じていくが、あらかじめいくつか断っておきたい。一つ目は、本章では、うつの症状が起きている精神状態を広く「うつ状態」と呼ぶ。二つ目は、操作的な診断体系やＥＢＭ（Evidence Based Medicine）の平面に立って論じるが、さらに、「見立て」を重んじた自由な空間にも飛び立って意見を述べる。

三つ目は、基本的でしかも重要なことである。うつ病は「治すもの」であり、発達障害は「支援するもの」である。発達障害に治す・治るといった言葉は不向きである。これは、これまで時々筆者が強調してきたことであるが、[1]発達障害は治るかといった無駄な議論は実に多い。なお、紙幅のため学習障害と精神遅滞は割愛した。

注意欠陥／多動性障害とうつ病

齊藤は、注意欠陥／多動性障害（ＡＤＨＤ）の併存障害を、行動障害群、情緒障害群、神経性習癖群、発達障害群に分類し、これが臨床的に有用であると論じた。[2]また、情緒障害群に含まれ、適応障害の一部を含めた広義の気分障害の併存率は三％との調査結果を報告し、これは、ビーダーマンらによる大うつ病の併存率九〜三二％との総括と、大きな開きがあると述べた。[3]また、渡部は、ＡＤＨＤの経過を追跡し、本邦での気分障害の併存率は米国の研究と比べて低いことを示したうえで、大うつ病性障害を併存したＡＤＨＤの症例を報告した。[4]

筆者は、臨床経験から、操作的診断基準でＡＤＨＤと一括りに診断されても、生得的な要因が主な場合と、被虐待児のような環境要因の関与が強い場合とでは、ＡＤＨＤの行動特徴にも、併存する「うつ状態」にも違いがあると感じている。

前者は、外からの刺激や内からの好奇心を、その時々の目的に応じて選別することができないため、結果として集中困難や多動が生じるように思われる。このタイプの人は、概して無邪気で人なつっこく、あどけない。また、薬物療法などが奏効して行動がまとまった頃に、一時的な「うつ状態」を認める。それは、これまで失敗や叱られる体験が非常に多かったためで、薬物療法で行動特徴が改善されると、覆いを外したようにこのような内面があらわになる。成功体験や褒められる機会が増えると、このような「うつ状態」はすみやかに軽減する。

一方、後者の多動は、いわば無秩序で方向性がなく、暴力的な色合いを帯びていることが多いように感じられる。不幸なライフイベントがあれば当然「うつ状態」を合併する。渡部の報告はそのような症例である。なお、被虐待児の治療がある段階に進んだときにも、深い「うつ状態」の時期を経ることがある。図式的な説明は好まないが、治療を通じ、無秩序なこころの局面から、何か二つの要素が対立する局面に進み、その次に全体的なまとまりの局面がこころに形作られたときに、しばしばそのような「うつ状態」が認められる。それは、過酷な被虐待体験から当然予想される「うつ」であるが、全体的なまとまりがこころに生じるまで、患者は体験できない感情のようである。

なお、成人のADHDの問題がある。多動は年齢とともに軽減するが、不注意や衝動性は成人期にも続くとされている。また、不安障害やうつ状態や物質乱用などとの関連が海外の論文で報告されている。[(5)]

アルパートらは、一一六人のうつ状態の成人のうち一二%がＡＤＨＤの診断基準に該当したと報告している。[6] しかし、実は、児童期のＡＤＨＤが成人までどの程度持続するか、一定の見解は得られていない。ＡＤＨＤの予後について十分に理解するには、症候群としてのＡＤＨＤではなく、ＡＤＨＤの一症状の持続に注目したほうがよいとの指摘もあるが、慎重な議論が必要だろう。

バークレーとビーダーマンは、ＤＳＭ－Ⅳにある ＡＤＨＤ発症の七歳までの年齢基準の再検討を論じている。[7] しかし、横断的にある時点での特徴の有無のみでＡＤＨＤと診断することは、幼児期や児童期から一貫して特徴を認めるはずの発達障害としてのＡＤＨＤ概念の本質を見失う恐れがあるように思う。たしかに、治療や支援の機会に恵まれないで不適応感を根づかせた成人が「うつ状態」を呈するのは想像に難くない。かといって、医師がＡＤＨＤを拡大解釈して患者の生育歴を十分に評価しないまま過剰に診断するのは問題があろう。精神科の場合、診断の見逃しより、病気でない人に病名をつけることのほうが臨床家としての罪は重い。

広汎性発達障害とうつ病

近年、広汎性発達障害（ＰＤＤ）についての知識は、高機能自閉症やアスペルガー症候群の専門用語とともに、精神科医にも一般にも急速な勢いで広がっている。ヒトには新しく知った情報を使いたがる特性があるのか、ＰＤＤの概念は拡大され、誤解も増え始めているようである。

たしかに英国では、自閉症スペクトラム障害（Autism Spectrum Disorders：ＡＳＤ）の用語で、定型発達と典型的な自閉症の間には色彩のグラデーションのように連続したスペクトラムがあるとの立場で論じられている。しかし、これとて、十分な診断・評価の技能なしには、さらなる誤解や混乱を招きかねない。

そもそも、ＷＨＯによるＩＣＤ－10や米国精神医学会によるＤＳＭ－Ⅳ－ＴＲにあるＰＤＤの診断基準の文言は、他の精神障害を説明する文章に比べはるかに難しい。少なくとも、問診を進めるときにそのまま使える文章ではない。

「幼稚園の頃、一人遊びが多かった」や「診察中、視線が合わなかった」ことを診断根拠の一つにあげる誤診例を時々筆者は経験する。単なる一人遊びではまったく不十分で、一人でいることに寂しさを感じてはいなかったか、本当は他の人に関心をもっていたのか、遊び方はどのような性質のものであったか、についても丁寧に確かめるべきである。視線が合わないのは、実は診察医が患者に与える緊張感のためではないかなども考慮すべきである。

また、ＰＤＤの診断基準にある内容で、患者の特徴を説明しつくしていると思うべきでない。感覚過敏、部分に極端に注意が向く独特の認知様式などといったさまざまな特徴があり、しかも患者によって個性がある。さらに、年齢や生活環境によって、前景に立つ特徴は変化する[8]。偉大な臨床家による自閉症研究はあるが、なかなか患者の主観や内面まで踏み込めなかったのが、これまでのこの分野の実情であったように思われる。近年、ＰＤＤの当事者による著書が注目を浴びている所以である。[9][10][11]

さて、アスペルガー症候群で、抑うつや自殺企図に至った症例は一九八七年、すでに藤川、小林らが報告している。[12]近年では、三上、大屋らが、大うつ病の合併や自殺企図を繰り返した症例を報告しており、患者の自己評価の低さ、支持者がいるにもかかわらず感じている孤独感や、家族支援の重要さについて考察を行っている。[13][14]

ガジウディンらは、多くの論文を総括し、①自閉症のうつ病合併について地域での有病率は明らかにされていないが、臨床場面での研究から自閉症に合併する精神障害の中でうつ病が最も多いであろうこと、②症状として、いらいら感や悲哀感から攻撃的言動や自殺企図まで幅が広く、患者本人や家族のトラブルの原因となる可能性があり、時には入院が必要なこと、③知能の高い自閉症患者のうつ病は、一般に用いられている基準で診断可能だろうが、知能が低い場合や言葉のやりとりが難しい場合は格段に診断が難しくなること、④青年期に日常的役割の実行力や生活能力が低下した場合は、うつ病の合併を強く疑うべきであること、⑤うつ病の合併は、偶発的に生じたり、遺伝的要因と環境要因が絡み合って生じたりすることもあることを述べている。[15]今後の研究課題として、一般での有病率、転帰、薬物や精神療法を含めた治療法をあげ、うつ病の治療で自閉症が治るわけではないが、本人の生活の質を高めたり、家族の負担を軽くしたりする成果に結びつくと述べている。

山下は、マトソンらの論文を引用し、ＰＤＤにおける気分障害の診断には、自己の内的状態を言葉にして他者に適切に伝えることが困難であることが多いために、行動や言動の変化から推し量ることが多くなると述べている[16][17]。視線の合いづらさが増し、声がけなど社会的刺激への反応性や肯定的な感情の共有が乏しくなること、特定の物やテーマへの強い興味・没頭や反復行動の性質や雰囲気、強度が変わるといった変化である。認知機能水準の低い子どもでは、うつ病の身体症状（睡眠・食欲の異常、体重の変動）や活動性の低下、生活の機能の変化からうつ病の発症を推測するとしている。しかし、このような行動上の変化のどこまでをうつ病の等価症状とみるかについては検討の余地があると指摘している。薬物治療に関して、ＰＤＤに併存するうつ病（抑うつ症状）を標的症状とした場合のＳＳＲＩ（選択的セロトニン再取り込み阻害薬）の有効性を大規模なサンプルで検証した報告がまだないことを述べている。

では、成人のうつ病患者の背景にあるＰＤＤをどうみるべきであろうか。傳田は、とくに高機能のＰＤＤの人たちは、青年期以降には発達障害の徴候は痕跡を残すだけになっており、表面的には不適応やパーソナリティの問題として受診することが少なくないことと、二四歳の男性の例を紹介しながら、ＰＤＤの徴候は成育歴を詳細に聴取しない限りほとんど目立つ症状は認められなかったことを述べている[18]。

筆者は、児童の臨床を普段行っている立場から、一般精神科医による成人患者の広汎性発達障害の診断・評価をどのようにしたら支援できるかを重要な課題と考えている。それは、単に診断基準に当てはまるかといった問題だけではなく、成人で精神科治療を求めることになった経緯を発達障害の視点からどう説明できるか、あるいは発達障害をどう除外すべきかといったやや込み入ったテーマである。

まとめ

「うつ病」も、代表的な発達障害である「注意欠陥／多動性障害」も「広汎性発達障害」も、今や徐々に拡大解釈されて診断されつつある。集団を対象とし、薬効やある治療技法の有効性を支持する根拠を科学的姿勢で立てるのには有用だが、個々人を相手にして見立てを熟慮すべき臨床の場でも役立つとは必ずしも言いがたい統計・研究用の操作的診断基準の権威が今やとても高まった。そして、一見わかりやすく本当は丁寧に吟味すべき操作的診断基準のさまざまな文言が、今やさまざまなメディアで広く一般の素人にも公開される時代になっていることなど、弊害を危惧すべきことは多い。

診断するにも治療を行うにも、本質は何かを自分に問い直す営みが欠かせないのではないかと、分不相応な自戒の念を密かに抱く。「うつ病は治るか」「治るうつ病の見分け方」を議論するにはほど遠く、難しい現実が広がっている。

（1）井上勝夫「AD／HD」『健康教室』五八巻、八〇―八三頁、二〇〇七年

（2）齊藤万比古「AD／HDと気分障害」『精神科治療学』一七巻、一六三―一七〇頁、二〇〇二年

（3）Biederman, J., Newcorn, J., Sprich, S.: Comorbidity of attention deficit hyperactivity disorder with conduct, depressive, anxiety, and other disorders. Am J Psychiatry 148(5): 564-577, 1991.

（4）渡部京太「児童・思春期の気分障害と注意欠陥／多動性障害（AD／HD）の関連について」『児童青年精神医学とその近接領域』四九巻、一四九―一六一頁、二〇〇八年

（5）Faraone, S. V., Biederman, J. et al.: Attention-deficit/hyperactivity disorder in adults: an overview. Biol Psychiatry 48: 9-20, 2000.

（6）Alpert, J. E., Maddocks, A. et al.: Attention deficit hyperactivity disorder in childhood among adults with major depression. Psychiatry Res 62: 213-219, 1996.

（7）Barkley, R. A., Biederman, J.: Toward a broader definition of the age-of-onset criterion for attention-deficit hyperactivity disorder. J Am Acad Child Adolesc Psychiatry 36: 1204-1210, 1997.

（8）内山登紀夫、江場加奈子「アスペルガー症候群：思春期における症状の変容」『精神科治療学』一九巻、一〇八五―一〇九二頁、二〇〇四年

（9）ドナ・ウィリアムズ（河野万里子訳）『自閉症だったわたしへ』新潮社、一九九三年

（10）テンプル・グランディン、マーガレット・M・スカリア（カニングハム久子訳）『我、自閉症に生まれて』学研、一九九四年
（11）東田直樹『自閉症の僕が跳びはねる理由―会話のできない中学生がつづる内なる心』エスコアール出版部、二〇〇七年
（12）藤川英昭、小林隆児、古賀靖彦他「大学入学後に精神病的破綻をきたし、抑うつ、自殺企図を示した19歳のAsperger症候群の1例」『児童青年精神医学とその近接領域』二八巻、二一七―二二五頁、一九八七年
（13）三上克央、大屋彰利、松本英夫「父子への治療的介入が奏効した大うつ病を合併した児童期アスペルガー障害の1症例」『臨床精神医学』三四巻、一二九三―九九頁、二〇〇五年
（14）三上克央、大屋彰利、赤坂邦「臨床報告　青年期アスペルガー障害における自殺企図の1例」『精神神経学雑誌』一〇八巻、五八七―五九六頁、二〇〇六年
（15）Ghaziuddin, M., Ghaziuddin, N., Greden, J.: Depression in persons with autism: implications for research and clinical care. J Autism Dev Disor 32: 299-306, 2002.
（16）山下洋「広汎性発達障害に併存するうつ病の診断と治療」『児童青年精神医学とその近接領域』四九巻、一三八―一四八頁、二〇〇八年
（17）Matson, J. L., Nebel-Schwalm, M. S.: Comorbid psychopathology with autism spectrum disorder in children: an overview. Res Dev Disabil 28: 341-352, 2007.
（18）傳田健三「うつ病、不安障害と広汎性発達障害」『臨床精神医学』三七巻、一五三五―一五四一頁、二〇〇八年

8　働くことと自閉スペクトラム症

診察室で

患者「先日、会社で大声を出してしまいました」
井上「え、大声ですか？　何があったんですか？」
患者「上司が私の机の引き出しからハサミを出して、勝手に使ったんですよ」
井上「あぁ、そう。それをどう感じたんですか？」
患者「頭にきました！　人の道具を勝手に使うなんて、ひどいです」
井上「ひどいことをされたと思って、怒りがわいて大声を出したんですね？」
患者「そうです。『私の物を勝手に触らないで！』と怒鳴りました。非常識です！」

井上「その上司の方とは普段から口論します？」
患者「しません。その上司は部下の物をよく勝手に使う人です」
井上「怒鳴った後はどうなりましたか？」
患者「『ハサミくらい使ってもいいじゃないか』って言われました。私の物なのに。興奮する私のほうがおかしいって言うんです。失礼だと思いました」
井上「なるほどね。その方は、他人の文具を使うのは許されると思っているんですね」
患者「私はいやです」
井上「あの、世の中には上司のそういう振る舞いを許してあげる部下もいますよ」
患者「え？　そうなんですか？」
井上「ハサミを使うのは許容範囲に入ると考える人が多いと思います」
患者「え？　そうなんですか？　そんなこと知りませんでした」
井上「他の同僚の方たちは、しぶしぶ許してあげていませんか？」
患者「あぁ、たしかに怒る人はいません。怒るのは私だけです。子どものとき、勝手に人の物を使ってはいけないって、母親に教えられました」
井上「そうですよね。そこを許すのが大人の社会っていうことですね。難しいですね」
患者「そういうことだったんですか……」

これは、自閉スペクトラム症（ＡＳＤ）と診断された女性事務職の方との面接の一場面である。視線が合いにくいし、感情に伴う表情の変化が少ないので、どんな気持ちでいるかを丁寧に問うようにこころがけて面接している。「こういうときには、普通こう感じるものだろう」との先入観をなるべく排除しておくのが面接のコツである。

その方は事務処理を的確に進め、誤字や数字の誤りなどを瞬時に見つけるので、仕事ぶりは高く評価されている。しかし、日常の細々とした場面で対人衝突が起きてしまうので、本人も悩んでいる。

ひところ強かった不安症状は薬の治療で軽減し、内服も不要となったが、対人摩擦を引き起こす状況がどうしても生じる。外来では、社会人としてのあり方について具体的な助言をすることになる。そして、それが実際に役に立っているようである。

これは、ソーシャルスキルの指導ともいえる。しかし、そのような助言は病院で医師が行うことでもないような気がする。本人の通院負担も気になる。薬の治療までは精神科医が引き受けるとしても、その後の指導や助言は、本人の身近な方のどなたかに担っていただけるともっと効率的ではないのだろうかと思う。

ＡＳＤの人が職場でぶつかりやすい困難

梅永は、発達障害者（おもにＡＳＤ）を雇用して生じた課題として以下を挙げている。(1)

・上司や同僚が言ったことが理解できない
・相手にうまく伝えることができない
・好ましくない言語表現を表し、相手を不快な思いにさせてしまう
・曖昧な言動は理解できない
・相手の気持ちを無視して自分の好きなことだけをしゃべり続ける
・自分勝手な行動をしてしまって、周りから嫌がられる
・感情的になりやすく、かんしゃくを起こす
・音や光が気になるため、勝手にパソコンのモニターや電源を切ってしまう
・場の空気が読めない人たちが多いため、人間関係に支障を来してしまう

いずれも雇用者の実感のこもった声と受け止められる。まとめれば、会話での相互的な情報伝達の難しさ、〝人間関係、場の空気〟との言葉に集約される曖昧で複雑な状況に適した振る舞いの困難、そして、独特な感覚過敏の苦痛によって引き起こされる問題視される行動、と整理できるであろう。雇用した以上、一定の責任も生じるだろうから、なんとか克服したいものである。

一方、発達障害者の離職理由は以下のとおりであるという。(1)

・仕事がつまらなかった
・人間関係で問題を抱えた
・雇用主に自分の障害を理解してもらえなかった
・普通の人の感覚を身につけさせようとされ精神的なダメージを受けた
・「障害など関係ない、努力してなおせ」と言われ重圧になった
・会社でいじめを受けた
・会社の業務、人間関係ができなかった
・仕事をするのが遅いので向かなかった
・自分に合わない仕事だった
・仕事の技術面で追いつかなかった
・人より時間がかかった
・簡単な作業ができなかった
・期待に応えようと頑張ったが疲れた
・人間関係のややこしさ、指示の多さにパニックを引き起こした
・自分の能力では手に負えなかった

・自分のペースで働けなかった
・リストラにあった
・ストレスと体力的に続かなかった
・仕事のレベルアップができなかった
・いじめにあったり、無視されたりした

昨今の企業主体の実にクールな方針からいえば、リストラは致し方ないとしか言いようがない。また、本人が仕事に意義を感じられない場合も仕方がないだろう。これらを除けば、離職理由を次のようにまとめられよう。与えられた業務と本人の能力の不適合、人間関係での疲弊、〝普通〟に振る舞うことの強要、である。せっかく就労の機会を得たのに、なんとも惜しまれる現実である。

本章では、働くこととASD、つまり、大人のASDの方が職場で働くことについて、五つの柱を立てて述べたい。五つの柱とは、「スペクトラムとディスオーダー」「適性の観点からみたASD」「適切な医療化とは」「産業医ができること、職場の者ができること」そして「よくある誤解」である。なお、ここでは、児童期からASD特性が見出され、大人になる前に病院で診断を受け治療・療育や福祉制度を利用しているケースではなく、標準またはそれ以上の知的能力を有し一般企業に勤務しているケース、あるいは、ASD特性にほとんど気づかれないまま成人期を迎えて就労し、働き始めた後から困難が生じているケースを想定した。

スペクトラムとディスオーダー

ＡＳＤが正式用語として採用されたのは、二〇一三年、米国精神医学会による診断基準ＤＳＭ－５においてである。それまでは「広汎性発達障害」の用語が使われ、このなかに自閉性障害やアスペルガー障害が含まれていた。

ＡＳＤではスペクトラムの観点が重視され、自閉性障害やアスペルガー障害などに分けない疾患概念になった。ここでいうスペクトラム（spectrum）は、状況によって特性が見え隠れする連続体といったような意味で、診断にかかわるＡＳＤの主要な特性が、治療介入や何らかの代償、あるいは支援によって目立たなくなることがあること、そして、発達段階や年齢によって大きく変化することを示している。

多彩なＡＳＤ特性のどれが顕著になるかには、個人差、生活環境、そして求められる生活上の役割が大きく影響すると考えて差し支えない。生活上の役割とは、職業人、社会人としてのそればかりではない。夫、妻、親としての育児の役割なども含まれる。

ディスオーダー（disorder）もよく注目すべき言葉である。これは、ある特徴や症状のために、学業や仕事を含めた日常生活において、何らかの支障が生じているという意味である。日本語では「障害」や「症」と翻訳されているが、もともとの意味とは少し語感が違う。特性や症状があったとしても、生活に支障が生じていなければディスオーダーとはいわない、との対偶が成立する。

これら、スペクトラムとディスオーダーの言葉から重要な見解が導き出せる。それは、ASDの診断は絶対的なものではなく、生活環境との相性による、いわば相対的なものであること（スペクトラム）、そして、いったんASDと診断されても、何らかの工夫で埋め合わせができれば、障害（ディスオーダー）とみなさなくてよくなることである。こう考えると、「ASDは個性か病気か」というよく議論される問いには、「柔軟な対応が実現可能であるなら、ほとんどの場合、その問いは不要」と答えて差し支えないだろう。逆に考えれば、柔軟な対応が乏しいために、そのような問いを立てなければならない現状にあるといえる。

なお、診断閾値下のASDである場合もある。これは、公式に用いられている言葉ではないが、ASD臨床の実践では無視できない観点である。診断閾値下とは、診断基準を満たすほどの特性はそろっていないが、臨床的に無視できないある一部のASD特性が強すぎて、日常生活に支障が生じているものである。ASDは種々の特性の複合体であるため、現実的にはこのようなことも生じうる。

適性の観点からみたASD

一般ではなく医療者向けの書籍ではあるが、内山は、ASDの人の職業の向き・不向きについて解説している。[2]そのなかで、対人交流、コミュニケーション、イマジネーション、さらに不注意、感覚過敏、計画立案、複数同時処理の困難などを挙げつつも、特性の現れ方は人によって千差万別であるとしている。そして、定型発達の人一般に向き・不向きの仕事があるかの議論が無意味であるのと同様に、ＡＳＤのそれを一概に言うことはできないと述べている。さらに、ＡＳＤの人はイマジネーションに障害があるために多くの可能性のなかからじっくりと自分に合った仕事を選択することが苦手であり、公務員でも銀行員でもその具体的な業務内容によって適しているかどうかが変わる、と重要な指摘をしている。

この見解に沿えば、次のことがいえるだろう。それは、ＡＳＤの本人が、自分自身の適性を予測・自覚しにくいことである。それだけに、業務が本人の能力に適するかどうかについて、一般の人よりもさらに試行錯誤の要素が強まるということになる。また、いったん適性に乏しいことが事実として明らかになったら、周囲の者、とくに職場の管理責任の立場にある者が業務内容の配慮を進めていくことが重要になる。それは、仕事の適性に関する本人の自覚の乏しさを「補う援助」の意味もある。

ただし、そのような判断をある一人の個人に求めるのは酷なように感じられる。管理者が相談できる誰かがいることが望まれる。もし企業に心理職の者がいるなら、相談の相手になりうるかもしれない。その場合、心理職の者は、その専門性を活かし、何が起きているか積極的に事実確認し、それを通じてＡＳＤ特性の推測を行い、業務の適合性について専門性を帯びた者として意見を述べることになる。診断まではせずともよいが、適性について一定の見解を述べるということである。心理職の職責とはそういうものである。

適切な医療化とは

ここで、昨今の発達障害、大人の発達障害のある種の流行にかかわることとして、適切な医療化について触れたい。

この数十年で、精神科の敷居はずいぶん低くなったといわれる。多くの人が悩みごと、困りごとの解決のため、以前ほどの抵抗感なく精神科を受診するようになった。子どもの精神科領域でいうなら、不登校がそうである。

もちろん、児童精神科医が診察・治療したほうがよい場合も少なくない。しかし、なかには、ごく一般的な助言や教育相談の範囲で十分対応できることもある。下手に医師の診察を受けないほうがよかったのではないかとまで思われる事例すらある。安易な病名づけが混乱を招くからである。

人的・経済的資源の適切な配分の観点からいえば、過度な医療化は避けたほうがよい。子どもの場合、幸いスクールカウンセリングや教育相談の制度がある。臨床心理士や特別支援教育コーディネーターなどが、学校現場で困難を抱えた児童生徒に対して一定の対応をすることができると思われる。ただし、そうした現場での緩衝作用の役割を担う立場の者と児童精神科医療との連携や役割分担についてはあまり整備されておらず、大きな課題である。

大人では、〝軽症うつ病〟が精神科の敷居を低くした。受診者は病休診断書を求めることに、また精神科医は薬の処方に、以前ほど抵抗を感じなくなったように筆者の目には映る。

基本的に企業は営利目的の団体である。したがって、一部の大企業などの例外を除き、そこには学校におけるスクールカウンセラーのような、現場でとりあえず相談できる立場の者はほとんど配置されていない。「とりあえずの相談」の内容のはずが、いきなり精神科受診では飛躍がある。病院では、受診する側も受診を引き受ける側も、病気か否か、診断をどうするか、治療をどうするか、診断書をどうするかといった極端な発想に導かれる。病院という場が及ぼす影響である。もちろん、なかには典型的なうつ病であるために、本格的な治療を要する患者もいるだろう。しかし、必要がないのに病人扱いすることの弊害は深刻といわざるをえない。

さて、大人のＡＳＤについてである。ＡＳＤ特性を有する者は周囲との行き違いや摩擦が生じやすく、抑うつや不安症状を呈しやすいことが明らかとなっている。これとは別に、本人に悪意はないとしても、ＡＳＤ特性によって他人の気持ちに実に無頓着なため、周囲の者が大変につらい思いを味わう局面もありうる。はたして、医療はこれらのうちどこまでを引き受けるのがよいのだろうか。あるいは、引き受けられるのであろうか。

少なくとも薬物治療が必要な不安や抑うつ状態の場合は、医療がその役割を果たすべきである。しかし、冒頭の例に挙げたようなソーシャルスキルの指導まで医療が担うべきとは考えにくい。また、自覚できないＡＳＤの当事者に、診断・告知を行って自覚を強いることが適切な医療だといえるだろうか。まして、それが事態の改善につながるとは期待しがたい。

もちろん、ＡＳＤやその傾向がある者にはなるべく医療で丁寧に対応すべきとの意見もありうる。実際に、受診があると筆者もそのような接し方になる。というのは、生活上や職場での具体的な助言を与える役割の者が日常の現場にいないためである。診察室の枠内で考えるとそれで済ませられる。しかし、社会全体に枠を広げて考えると、医療資源の浪費ではないのかとの疑問がわいてくるのを抑えられない。大人の発達障害の受診者数がどんどん増えるというのは異常事態といわざるをえないし、現状では多くの受診を受け入れるだけの余力は精神科医療にはない。

さらに、ＡＳＤの誤診や過剰診断が広がっていないかも非常に気になる。〝軽症うつ病〟の二の舞である。場の空気が読めないからＡＳＤ、コミュニケーションがうまくいかないからＡＳＤ、などと短絡に考えられがちである。そうではなくて、ＡＳＤは、複数の特性がそろい、しかも児童期からそのような傾向や特性がほぼ一貫してみられた時に診断されるものである。場の空気が読めない、コミュニケーションがうまくいかないなどのくわしい内容をよく吟味しないと、なかなかＡＳＤとはいえないものである。簡単な問診や自己評価式の質問紙を根拠にＡＳＤを診断するのは、明らかに誤った診断手法である。ＡＳＤでない人をＡＳＤと呼ぶべきではない。ところが、どうやら誤診や過剰診断が広がっているようである。また最近では、インターネットに掲載されている浅薄な情報を根拠に、自分で自分をＡＳＤだと主張する者（自称ＡＳＤ）まで現れていると聞く。精神医療の大衆化の一つである。もしこうしたことが事実なら、いっそのことＡＳＤの医療化をなるべく限定したほうがよいのではないかというのが筆者の意見である。なるべく現場で対応を進めたほうがよほど効率的で、弊害も少ないのではないだろうか。

産業医ができること、職場の者ができること

それでは、職場の現場でできることには、どんなことがあるのだろうか。冒頭に挙げた、雇用して生じた課題、および離職理由を整理し、対応の手かがりを述べてみたい。

- 上司や同僚が言ったことが理解できない
- 曖昧な言動は理解できない
- 指示の多さにパニックを引き起こした

これらは、口頭で用件が述べられたために起きる問題ではないだろうか。えてして、話し言葉

は曖昧な表現になりやすく、代名詞が増えがちである。また、口頭で伝えられた用件は忘れられがちである。

対応として、同じ用件であっても口頭ではなく、メールや文書など書かれた文章で指示したほうがよいだろう。文章であれば、上司や同僚の言葉のどこを問い直せばよいか、また、どんな用件を伝えられたかの見直しがしやすくなりそうである。すぐに消える音ではなく消滅しない文字にする、あるいは、聴覚刺激ではなく視覚刺激を使うと言い換えることもできる。思えば、これは一般の人においても用件の伝達ミスを少なくする工夫である。

- 好ましくない言語表現を表し、相手を不快な思いにさせてしまう
- 相手の気持ちを無視して自分の好きなことだけをしゃべり続ける
- 自分勝手な行動をしてしまって、周りから嫌がられる
- 場の空気が読めない人たちが多いため、人間関係に支障を来してしまう
- 人間関係で問題を抱えた
- 会社でいじめを受けた、無視されたりした
- 会社の人間関係が出来なかった
- 人間関係のややこしさにパニックを引き起こした

これらは、対人距離を近く設定しすぎているために生じる問題だといえよう。ＡＳＤの人は、やはりどこか相手の気持ちが読みにくいものである。逆に、ＡＳＤの人からみれば、定型発達の人はどうやって他人の気持ちを読み取っているのか不思議かもしれない。それはともかく、やや疎遠なくらいの距離のほうが、ＡＳＤの人も不用意なことを言わずにすむし、周囲の者もＡＳＤの人の奇抜に映る言動を蔑視せずにすむ。そもそも、ＡＳＤは有病率約一％とされる少数派である。九九％の者が作り上げ共有している「常識」を求めることに無理がある。これは、

・普通の人の感覚を身につけさせようとされ精神的なダメージを受けた
・「障害など関係ない、努力してなおせ」と言われ重圧になった

との声に見事に表現されている。また、ＡＳＤに限らず少数派の立場にある者は、すぐに偏見にさらされがちである。そのような事態は、距離が近いときに生じるものである。ＡＳＤの人にとっても周囲にいる人にとっても互いに安全な距離は探れないだろうか。事務職であれば、座席のレイアウトが鍵になるかもしれない。

また、自覚なく身勝手に映るＡＳＤの人の言動によって、周囲の者がどうしようもなく振り回

されることもある。このような場合は、大胆な異動を検討すべきと思われる。人と接することそのものが、深刻な事態を招くということなのである。

・音や光が気になるため、勝手にパソコンのモニターや電源を切ってしまう

これは、ＡＳＤならではの、感覚過敏の苦痛に基づく行動である。ＡＳＤの感覚過敏は、独特で異質なものである。運動会での競争のピストルの音は平気なのに水洗トイレの流水音がどうしても苦痛であるとか、駅のホームで流れるアナウンスの男性の声だけが苦痛であるとか、極端な場合は、ティッシュペーパーを一枚引き抜く音だけが苦痛といったものもある。なかなか理解しにくいし、共感もできない。しかし、本人にとっては苦痛なのである。座席の向きを変えるとか、パーテーションを利用するとか、ヘッドホンを利用するなど、物理的な工夫ができそうである。

これらは、仕事の現場でこそ見出せる工夫である。病院で話し合ってもあまりよいアイデアは浮かびそうもないものであるし、思いつくとしても時間がかかりそうである。

よくある誤解

最後に、本稿の主旨から外れるのを承知のうえで、ＡＳＤに関してよく耳にする誤解を取り上

げたい。何度強調してもなかなか解消しない誤解のようなので、どこかの機会で述べたこととの重複を含むことをあらかじめお断りしておく。

・診断名としての「発達障害」

発達障害との診断名はない。使うべき診断名は、ASD、知的障害、学習障害、注意欠如・多動症といったものである。発達障害という言葉はなるべく使わないほうが誤解は減るだろう。

・知能検査における下位検査のディスクレパンシー（評価点差）が大きいからASD

いつのまにかこのような曲解が広がってしまった。統計学的にみても、知能検査における下位検査に一定のばらつきが出ても何の不思議もない。さらに、診断基準のどこにも下位検査のディスクレパンシーを診断の根拠にできるとはされていない。知能検査の下位検査プロフィールは個々の被験者の特徴を明らかにするものであって、ASDの診断根拠になるものではない。

・「ASDは治りますか？」

この問いは無意味である。ASDは幼児期に気づかれることが多く（そうでないこともあるが）、根底の部分では生涯にわたって続く特性と理解したほうが実態を捉えやすい。「治す」という言葉は、定型発達に移行させるとの意味にとられがちになる。そうではなくて、一般社会で生活しやすいように支援、援助、マネージメントしていく、育てるといった言葉のほうがよくあてはまる。つまり、ＡＳＤは、社会のなかで過ごしやすいように成長・発達を促すべきものである。

・障害だから仕方ない

「障害」という言葉が、「固定して変わらないハンディキャップ」の意味を漂わせるために起きがちな誤解である。もともとはディスオーダーであり、何らかの工夫を通じて克服すべきものである。たとえ変えにくいハンディであったとしても、それゆえにうまい自分なりの対応方法、いわば「特徴ある自分の取り扱い方のノウハウ」を蓄積し、本人も希望を失わないでほしいと考える。

（1）梅永雄二「発達障害者の就労上の課題と支援―ＡＳＤを中心に」『小児の精神と神経』五七巻、一九―二七頁、二〇一七年

（2）内山登紀夫「ＡＳＤの人が向いている職業、向いていない職業は？」神尾陽子編『成人期の自閉症スペクトラム診療実践マニュアル』二三頁、医学書院、二〇一二年

身体症状とであうとき

9 多彩な身体愁訴が前面に現れる精神疾患

はじめに

医学大辞典によれば、不定愁訴症候群は「阿部らにより、一九六五年命名された呼称で、内科領域で漠然とした身体的愁訴を有しそれに見合うだけの器質的疾患の裏づけの認めがたい症例に対して名づけられたもので、いわゆる自律神経失調症とほぼ同義語である。……かかる症例に対するアプローチは身体的側面だけでは不十分で、これに加えて心理的側面や社会的側面も含めて全人的にアプローチすることがとくにプライマリケア上重要となる。……精神疾患のカテゴリーで本症候群を類型化すると不安障害、気分障害、身体表現性障害の一部としてとらえることが可能で、それらは全般性不安障害、混合性不安抑うつ状態、恐慌性障害、気分変調症、軽症うつ病、身体化障害、身体表現性自律神経機能不全などに下位分類できる」とある[1]。

本章では、まず身体愁訴が前面に現れることのある代表的な精神疾患について説明する。さらに、実際の診療に即して扱う範囲を広げ、原因不明の身体症状で子どもが病院を受診したときに役立つと考えられる診療のコツを、児童精神科医の立場から紹介したい。なお、向精神薬の適応外使用を記述した箇所があるが、実際の臨床では、その旨の説明と同意が必要である。

不安障害

明確な誘因なく、不安症状を主とする精神疾患である。急性不安のエピソードをくりかえすのがパニック障害、慢性的な不安が持続するのが全般性不安障害である。

パニック障害の急性不安は突然始まり、数分間持続する。身体症状は、発汗・振戦・口渇・動悸・胸部不快感・呼吸困難感・悪心・腹部苦悶などである。問診すると、死ぬのではないか、あるいは気が狂うのではないかと精神状態としての恐怖感を訴える。パニック障害が児童期に診断されることは少ない。誘因が明らかな場合の急性不安は、疾患としてのパニック障害とは異なる。

一方、全般性不安障害は、あらゆる状況で持続する慢性の不安と自律神経症状を主症状とするが、成人ではあらゆる場面で症状が続くのに対し、小児の場合は日常的な活動や行事など複数の場面や状況で過剰な不安を示す。不安以外の具体的な症状は、筋緊張、心配による不眠、リラックスできない感じ、疲労感、集中困難や頭の中が空白になるような感じなどである。学校行事など予定があるとき、どれぐらい前からどの程度の強さの不安感を抱いているか、そして他のイベントでも同様の不安が生じているかを子どもに詳しく問診する。

ある小学校高学年の患児は、学校行事やテストがあるごとに数日前から強い不安が生じ、それをまぎらわすために無理に明るく振舞っては疲労困憊していた。ベンゾジアゼピン系抗不安薬が症状の軽減に役立つが、眠気・脱力感・脱抑制の副作用や大量長期連用による依存形成があるので注意が必要である。年齢や症状の強さと副作用をみながら薬剤を調整するが、処方例として、ロフラゼプ酸エチル（メイラックス）〇・五〜一ミリグラム／就寝前とクロチアゼパム（リーゼ）一ミリグラム／不安時頓用があげられる。二学期の行事の多い時期を過ぎたら処方の減量や中止を試みる場合が多い。抗うつ薬のセロトニン再取り込み阻害薬（selective serotonin reuptake inhibitors：ＳＳＲＩ）を処方する場合もあるが、小児への処方には注意が必要である（後述）。

身体表現性障害

表９－１に示すとおり下位分類が多いが、本項では身体化障害、心気障害、身体表現性自律神経機能不全、持続性身体表現性疼痛障害を取り上げる。

身体化障害は、二年以上の長期間にわたって、悪心・鼓腸・下痢などの胃腸症状、息切れや胸

表9-1　原因不明の身体症状で考えるべき鑑別

身体疾患			治療中も身体疾患が見逃されている可能性を念頭におく	
精神疾患	外因性	器質性	脳腫瘍など	
		症状性	膠原病など	
		薬剤性	医療薬品、違法薬物など	内服中の薬剤の副作用を疑う
	内因性		統合失調症	破瓜型統合失調症の可能性をつねに念頭におく
			気分障害（うつ病、双極性障害、気分変調症）	抑うつ症状＝うつ病、と短絡的に考えてはいけない 抗うつ薬の処方は慎重に
	心因性		社会恐怖	社会的状況で惹起される恐怖感
			パニック障害	急性の不安・動悸・呼吸困難感を訴える
			全般性不安障害	慢性の漠然とした不安・自律神経系症状を訴える
			急性ストレス反応	通常経験されない強い体験に反応し生じるが、1ヵ月で軽快
			外傷後ストレス障害（PTSD）	当初、心的外傷体験が不明のことがある 社会的影響があるため診断は慎重に
			適応障害	個人的で主観的な苦痛から生じる反応
			転換性障害	身体疾患では説明できない神経症状
			身体表現性障害	・身体化障害（多彩で変化する長期の身体愁訴） ・心気障害（ある身体疾患に罹患しているとのとらわれ） ・醜形恐怖性障害（奇形や醜形へのとらわれ） ・身体表現性自律神経機能不全（自律神経症状へのとらわれ） ・持続性身体表現性疼痛障害（持続的な疼痛へのとらわれ）
			神経衰弱	最低限の精神的・身体的作業の後でも生じる消耗感が持続
	発達障害		精神遅滞・学習障害・広汎性発達障害	見逃されていることがあるので、発達歴の詳しい聴取が重要
	小児期特有		分離不安障害	心身が未分化で不安が身体症状として表現されやすい
その他	深刻な心理社会的要因		被虐待・複雑な家庭での成育・いじめ被害	
	非疾患	詐病		なんらかの目的のための症状の意図的産出
		虚偽性障害		患者役割を演じるための症状や疾患の意図的産出
		代理 Münchhausen 症候群		患者家族の役割を演じるための、親による疾患の意図的産出 児童虐待の一つ

痛などの循環器症状、頻尿などの泌尿器症状、そして複数の身体部位の疼痛を訴え、かつこれを説明する身体検査所見や薬物の使用がないものをいう。複雑な心理社会的要因やある種のパーソナリティの偏りが背景にみられることが多く、過度に医療的援助を求める。三〇歳以前に始まるとされるが、一〇歳台に多くみられ、精神科医よりも開業小児科医がこうした患児に接する機会が多いかもしれない。一般には向精神薬は有効とはされておらず、心理社会的要因に対し洞察を促すことも困難で、しかも複数の医師がかかわると愁訴が増えることが多いので、顔なじみのプライマリケア医が定期的に、短時間の通常の診察で気長に付き合う姿勢が重要とされている(2)。つまり、「(体の)病気でない」「こころの問題だ」として患児に陰性感情を向けることはせず、心理社会的要因の話題に性急に入り込むこともせず、患児からみて「体調が悪いときに気軽に診察してくれて安心させてもらえるお医者さん」としての医師のありかたがよいとされている。

心気障害は重篤な病気に罹患しているのではないかというおそれへの長期間(六ヵ月以上)のとらわれである。二〇～三〇歳台に多い。これは疾患名であり、些細な身体的徴候を過剰に異常なものと解釈する心気症状とは区別されたい。特別な心理社会的要因はないことが多いとされている。子どもでは心気症状はしばしばみられても、心気障害はまれである。

身体表現性自律神経機能不全は、自律神経亢進症状とこれに関係する特定の器官の疾患へのとらわれであり、身体医学的にその器官に異常所見が認められないものをいう。器官と症状としては、呼吸器系や心血管系の息切れや胸痛、消化器系の腹痛・悪心・膨満感、下痢などである。

持続性身体表現性疼痛障害は、身体医学的に説明できない頑固で激しい疼痛である。愁訴を十分に説明できる情緒的葛藤や心理社会的問題に関連する。三〇～四〇歳台の成人に多いとされている。

一般小児科の範囲では、身体疾患のていねいな除外が役割となろう。子どもの心気症状に対しても、身体化障害と同様、病気でないことの論理的な解説より、患児と保護者を安心させることを目標とした接しかたが重要となる。なお、いったん精神科医が身体表現性障害と診断した後も、つねに身体疾患の可能性を捨てずに診療を続けることになる。

気分障害

うつ病、躁病、双極性障害、持続性気分障害（気分変調症・気分循環症）があるが、不定愁訴での受診を想定し、本項では気分変調症をとりあげる。

気分変調症は、二年以上の長期間、日常生活は何とか可能だが、疲労感、軽い抑うつ気分、物事に対する楽しみの欠如、くよくよとした考えが続くものをいう。発症は、一〇歳台後半とする見方と、より早期の児童期から潜行するとの見方がある。家系にうつ病や双極性障害が多くみられるので、精神疾患の家族歴聴取が重要である。漠然とした体調不良の愁訴で小児科を受診する可能性がある。

ここで、小児の気分障害に関する留意事項に触れておきたい。まず、抑うつ症状＝「うつ病」ではないということである。抑うつ症状は表9－1に示す外因、内因、心因すべてで生じうるため、鑑別の手続きが必須である。また、内因性精神障害としての抑うつ症状を初診で診たとしても、それはまさしく「うつ病」をみているのかもしれないし、あるいは双極性障害の最初のエピソードの「うつ病相」をみているのかもしれない。ほとんど誰にも気づかれない軽い躁病相の時期を経て、うつ病相になって初めて来院した双極性障害の可能性もある。さらに、子どものうつ病は「抑うつ等価症状」の考えかたでその非定型性が論じられており、子どもの大うつ病概念の再検討の必要性が指摘されている[3]。つまり、子どものうつ病についてはいまだ統一見解がないのが実情であり、子どものうつ病は「児童精神科医の○○先生のいう子どものうつ病」とのフレーズで整理したほうが混乱を避けられるかもしれない。

筆者は成人の典型的な内因性うつ病をモデルに腑に落ちて理解できる病像を呈さない限り、子どものうつ病を診断しない立場をとっている。というのは、子どもの抑うつ気分の背景を詳しく検討すると、精神分析的な視点から十分理解可能な年齢ごとの情緒的発達課題や、発達障害の観点から理解できる患児の不適応の背景要因がみえてきて、これをすべて「うつ病」とよんで括るには違和感を覚えるからである。ちなみに筆者の臨床経験の範囲での発症の最低年齢は、双極性障害で小学校高学年、内因性うつ病で中学生である。

なお、ＳＳＲＩには攻撃性や異常行動を賦活するアクチベーション・シンドロームが、抗うつ薬全般には自殺行動を助長する副作用が知られている。抗うつ薬の適応のある患者がすべてうつ病であるとの単純な理解もすべきではない。筆者が抗うつ薬を処方した最低年齢は被虐待の五歳の患児で、この場合は衝動性の軽減と併用した遊戯療法が進展したときの深い抑うつ気分を支えるのに役立ち、一年弱で処方を終了した。

こう考えると、一般小児科医が十分な精神科研修なしに子どもの気分障害の診療を行うことは困難といわざるをえない。したがって、子どもの気分障害は児童精神科医が診察すべきと考えられるが、専門外来の待機期間が非常に長いという課題がなかなか解消されない実情から、危険が高い場合に早めの診察を依頼できるよう事前に児童精神科医との関係作りが必要である。待てる場合でもし不眠が著しい場合は、その対処を始めていただきたい。

処方例として、抗不安薬のエチゾラム（デパス）〇・五〜一ミリグラム／就寝前や、ロラゼパム（ワイパックス）〇・五〜一ミリグラム／就寝前、無効なら短〜中時間作用型睡眠薬のリルマザホン塩酸塩（リスミー）〇・五〜一ミリグラム／就寝前があげられる。超短時間作用型睡眠薬は一過性前向性健忘や離脱症状への注意を要する。この場合、薬物は当然ながら保護者に厳重に管理させる。

統合失調症

思考と知覚の独特な歪みと、状況にそぐわない、あるいは鈍麻した感情によって特徴づけられる内因性精神障害である。いくつかの病型に分けられているが、小児科医が接する可能性があるのは破瓜《はか》型である。多くは一〇歳台後半〜二〇歳台半ばの発症で、幻聴・妄想・思考の障害などの陽性症状が目立つ時期がくりかえされるが、感情の平板化や無為自閉の陰性症状が徐々に進行し予後不良の傾向がある。精神科医による専門的な治療が必要で、この可能性が高い場合は緊急の専門診療依頼をしていただきたい。

精神病症状のエピソードは図式的に、病前期・前駆期・病期・回復期に分けることが可能である。なんらかの「前駆症状」が生じ、やがて病期に進展する可能性がある時期に不定愁訴で病院を受診する可能性がある。後方視的研究による前駆期の症状は、集中力や注意の減弱、自発性減弱、抑うつ、睡眠障害、不安、ひきこもり、猜疑心、役割機能の低下、易刺激性と非特異的で多彩である。統合失調症発症の可能性を疑うべき精神状態については、「発症リスクのある精神状態の包括的評価（Comprehensive Assessment of At-Risk Mental States：CAARMS）」の項目（表9－2）を参考にすることができる。(4)

表9-2　発症リスクのある精神状態の包括的評価（CAARMS）の項目

思考内容の障害	妄想気分と困惑、関係念慮、疑念・被害的な考え、誇大的な考え、身体像の症状、罪悪感、否定的考え、嫉妬心、宗教的考え、恋愛妄想、させられ思考・感情・行動、身体への影響体験、思考吸入、思考奪取、思考伝播、思考察知
知覚の異常	知覚変化・錯覚・幻覚（視覚・聴覚・嗅覚・味覚・触覚・体感）
解体した会話	主観的変化、解体した会話の客観的評価

※統合失調症の前駆期症状で、身体愁訴となりえる項目に筆者が下線を付した（文献４、一部改変）

原因不明の身体症状で子どもが病院を受診したときに役立つ診療のコツ

児童精神科には、原因不明とされた身体症状で子どもが時々紹介されてくる。しかし、その中の多くは起立性調節障害であり、精神科に紹介された患児は診断・治療が遅れて学校に登校できない期間が長くなっており、学力低下、家族や学校との関係悪化、自尊感情の低下など二次的な問題をきたしていることが多い。ガイドラインどおりの治療で症状が軽快することがほとんどで、あとは児童精神科医として二次的な問題の回復を目標に介入する。[5] こうした事態は、起立性調節障害が必ずしもすべての小児科医に認知されていないことから「原因不明」とされているだけなのだが、これが臨床の現実である。

したがって、このような実際の診療に即して論じるため、不定愁訴からさらに扱う範囲を広げ、本項では、児童精神科医の立場から原因不明の身体症状で子どもが病院を受診したときに役立つ診療のコツを紹介したい。

症状の問診では患児が抱いている実感が伝わるまでていねいに聴取する

一般に、不定愁訴は共感しにくい。原因不明の身体症状であれば診察医にある種の陰性感情が自ずと生じる。しかし、その診察医の感情は治療に役立たない。ときには質問が威圧的になり、患児は閉口し問診がそれ以上進まなくなる。このパターンを乗り越える方法が二つある。それは、症状をエピソードとして聴くことと、さりげない日常語の症状のことばをていねいに聴きなおすことである。

症状をエピソードとして聴くというのは、症状の始まりかた、症状がおこったときの子どもの気持ち、親の反応、子ども本人と親の対処行動、症状の持続時間とその後の行動を時間軸に沿って聴取することである。また、さりげない日常語の症状のことばとは、「気持ち悪い」「痛い」「だるい」「しびれる」といったものである。これが案外くせもので、実感が伝わってこないことが多い。そのときは、子ども本人に別の言葉で言い換えてもらう。こうすると、驚くほど症状に共感しやすくなり、余計な陰性感情を抱かずにすむ。子どもが少しでも上手く言えたら、その場でほめる、あるいはねぎらう。症状をエピソードとして聴くにはやや時間がかかるので、用紙を準備しておいて記入してもらうと効率的かもしれない。

家族が持ち込む理屈よりも事実の確認を

不定愁訴、あるいは原因不明とされた身体症状の場合、家族は相当の思いを抱いて病院を受診する。そして、保護者なりの仮説あるいは理屈を診察医に伝えようとする。診察時間が十分にあればその熱心さに応えて話を聴いても構わないのだが、余裕がない場合はあらかじめ説明したうえで、仮説や理屈ではなく事実の確認を行う。「医者にも聴きたいことがあるので質問させてください」というと、大概の保護者は協力してくれる。この事実確認を怠ると物事が見えなくなる。

精神医学の基本的鑑別手順を参考に

不定愁訴や原因不明の身体症状の場合、精神疾患や他の事態も含め鑑別を広く考える必要がある（表９－１）。この際、精神医学の鑑別の手順が参考になる。精神障害は、原因によって外因・内因・心因に大きく分類される。外因性精神障害には、脳そのものの疾患による器質性精神障害、精神症状が脳以外の身体疾患による症状性精神障害、精神症状の原因となる薬剤を含めた精神作用物質による精神障害がある。内因性精神障害には、おもに統合失調症と気分障害がある。そして、症状の発生が心理社会的要因によるものが心因性精神障害である。患者本人、あるいは家族は心因の仮説を診察場面に持ち込んでくるが、鑑別は外因、内因、心因の順序で考える。

表9–3　EBM医療と前EBM医療

	EBM医療	前EBM医療
理　念	科学（science）	科学と技術（art）
基　盤	evidence	caseness
態　度	科学者的	職人的
産　出	規格化されたもの	規格化されていないもの
診　断	マニュアル診断	見立て
個別性	排　除	尊　重
治　療	ガイドライン治療	手立て
適　応	限定的	広範囲
必要な資質	情報収集能力と忠誠さ	知識・知恵・経験・発想
服飾用語なら	既製服〜プレタポルテ	オートクチュール
弱　点	複雑なものに脆弱	普遍性の乏しさ
	酷いバイアスのEBMが散見	熟練が必要

不定愁訴の診療ではEBM医療に則りながらも前EBM医療が役立てられる

身体疾患の可能性を最後まで念頭におく

不定愁訴あるいは原因不明の身体症状とされても、身体疾患の見逃しの可能性を最後まで考えておくことは重要であるし、その旨を家族にも説明しておく。児童精神科と小児科・内科を何年も併診しつつ、体調を維持しながら生活を展開している患児もいる。

不定愁訴への対応では「前EBM医療」を応用する

精神医学、とくに児童精神医学では個別性の要素が大きいため、現代の臨床医学の基本的理念であるEBMが通用しにくい側面が避けられない。

最近、筆者は表9－3のような対比を考えている。不定愁訴の背後にある本質や身体・精神疾患の類型を探ることは重要であるし、EBMに則って治療することは基本だが、対応を考える際は「前EBM」の発想が役立つと思われる。つまり、「診断と治療」よりも広い視点で「見立てと手立て」を考えること、患児の身体と心理および患児を取り巻く心理社会的要因の個別性を尊重して対応を考えるのである。これが不定愁訴に対する「全人的アプローチ」の具体的実践とはいえまいか。

（1）「不定愁訴症候群」『南山堂　医学大辞典　一八版』一八四〇頁、南山堂、一九九八年

（2）飯田順三「身体化障害」『精神科治療学』一六巻増刊号、三二七―三三〇頁、二〇〇一年

（3）齊藤万比古「子どものうつ病の非定型性について」『臨床精神医学』三七巻、一一五一―一一五三頁、二〇〇八年

（4）Yung, A., Phillips, L., McGorry, P. D.: Treating Schizophrenia in the Prodromal Phase. Basingstoke, 2004.（宮岡等、齋藤正範監訳『統合失調症の前駆期治療』中外医学社、二〇〇六年）

（5）日本小児心身医学会『小児心身医学会ガイドライン集』南江堂、二〇〇九年

（6）World Health Organization: The ICD-10 Classification of Mental and Behavioural Disorders: Clinical descriptions and diagnostic guidelines. WHO, 1992.（融道男、小見山実、大久保善朗訳『ＩＣＤ－10　精神および行動の障害―臨床記述と診断ガイドライン』医学書院、二〇〇五年）

（7）World Health Organization: The ICD-10 classification of mental and behavioural disorders: diagnostic criteria for research. WHO, 1993.（中根允文、岡崎祐士、藤原妙子他訳『ＩＣＤ－10　精神および行動の障害―ＤＣＲ研究用診断基準新訂版』医学書院、二〇〇八年）

（8）Sadock, B. J., Kaplan, H. I., Sadock, V. A.: Kaplan and Sadock's synopsis of psychiatry: behavioral sciences, clinical psychiatry. Lippincott Williams & Wilkins, 2003.（井上令一、四宮滋子監訳『カプラン臨床精神医学テキスト—ＤＳＭ－Ⅳ－ＴＲ診断基準の臨床への展開』メディカル・サイエンス・インターナショナル、二〇〇四年）
（9）Gillberg C., Harrington, R., Steinhausen, HC.: A clinician's Handbook of Child and Adolescent Psychiatry. Cambridge University Press, 2006.

10 子どもの心身症・身体症状
——こころの発達課題から脳科学まで

子どもの心身症とは、「子どもの身体症状を示す病態のうち、その発症や経過に心理社会的因子が関与するすべてのものをいう。それには、発達・行動上の問題や精神症状を伴うこともある」と定義されている。[1] その中にはいくつかの疾患が含まれるが、児童精神科医の立場にある筆者からみると、気管支喘息、消化性潰瘍、片頭痛や緊張性頭痛などの慢性頭痛、起立性調節障害、過敏性腸症候群、心因性嘔吐においては、小児科医による身体治療の役割が非常に大きいのではないかと思われる。それは、心理社会的因子に注目しすぎると治るものも治らないという意味を含めての意見である。

一方、過換気症候群、非器質性視力障害、身体化障害、摂食障害などでは、心理社会的因子との大枠でぼんやりとした視点で考えるより、疾患ごとの要点をおさえて治療にあたるのが肝要だと考えられる。つまり、子どもの心身症の治療では、身体医学としての小児科学に加え、適度な心理社会的因子への配慮ないし児童精神医学[2]・心理臨床の観点を、幅広く、かつバランスよく組み込むといった、やや複雑な技量が治療者に求められる。

さて、本章では子どもの心身症・身体症状について、脳科学の知見にふれながら、子どものこころに何が起きているのか、そして、どう治療にあたるのがよいかを述べる。子どもを対象とした脳科学の研究報告がほとんどないことと紙面の制約から、テーマの的を絞る。まずは、身体症状として、最近目にするようになった小児線維筋痛症をとりあげる。これに関連し、慢性疼痛に関する脳科学での報告も紹介したい。ただし、子どもではなく成人での研究報告である。また、追試による再現性の確認が十分とは言いがたい現状から、「明らかになっている、わかっている」ではなく「報告されている」ことを紹介するにとどまる。

次に、子どもの心身症の中から起立性調節障害をとりあげる。小児心身医学会のガイドラインの要点を紹介しながら子どものこころの発達課題にもふれ、筆者の臨床経験で得られた患児の生の声や治療を担当しての実感も述べたい。子どもの心身症の、より深い理解の一助になればと思う。

最後に、与えられたテーマからの逸脱を承知しつつ、さらには浅学露見の恥も恐れず、こころ、脳科学、人工知能、そしてビッグ・データにも言及したい。

小児線維筋痛症

線維筋痛症は、全身疼痛・筋痛・関節痛を主訴とする原因不明の疾患で、主訴を裏づける慢性炎症所見や器質的変化のない機能性慢性疼痛を特徴とする。外傷の後に痛みが遷延し、自律神経障害、筋力低下、不随意運動、皮膚・筋・骨の萎縮などがみられる複合性局所疼痛症候群とは区別される。小児では思春期に多いことが知られ、発症の契機として、頭部打撲、足打撲、足捻挫、真夏炎天下の長時間屋外活動などの外的誘因や、父親の入院、祖父の死、中学受験失敗、小学校卒業前のストレス、親の離婚といった心因性誘因があるという。

診断のための分類基準がときどき改訂されている。小児例では薬効が期待しにくく、長期経過例や、症状の改善と増悪を繰り返し完治に至らない例もある一方、極端な場合には、〝線維筋痛症〟という診断がついたことに安堵して、初回受診後すべての症状が消失してしまった症例も存在するという[(3)]。そのような症例では、こころに（あるいは脳に）どんな変化が一度に生じたのかたいへん興味深い。ただ、その後どうなったかも気になる。

ここで、このような疾患に対する児童精神科医としての理解を、専門用語を使わずに述べてみたい。このような事態は、痛みという目に見えない症状を軸とした、病人としての健康な生活パターンからの退却（逃避ではないはず）、そして、症状と治療をめぐる新たなストーリーの展開のように映る（ただし、いつまでも治らないと、そのストーリーは病人としてのヒストリーに変わる）。この視点が通用するなら、線維筋痛症の回復とはすなわち、機能性慢性疼痛の症状を手放す（手放せる）ことと同じ意味になる。症状と別れることと同時に健全な生活パターンに戻ることにもなる。この変化が、患児本人も含めて誰かが誰かを非難することなしに進むのが最も望ましい治療経過だと考えられる。

このようなプロセスを言葉でいうのは簡単だが、実践は難しく、複雑な局面に陥りがちである。因果論で考えすぎると無益なストレス因の粗探しが始まるかもしれない。線維筋痛症だと確定診断されて痛みを緩和するための薬が試されたとしても、肝心の日常生活に戻る方向づけが具体的に進まないと、いつまでも病人であり続けることになるかもしれない。「自分は痛いのに、誰もわかってくれない」との孤立感を患児に味わわせるのは問題だが、「私は〃線維筋痛症〃にかかっている可哀そうな病人だから、みんなにお世話してもらってあたりまえ」との、一歩も前に進まない局面がいつまでも続くのも望ましくない。状況がこじれたときは、その都度回復ラインを描き直すことが重要となる。

さて、慢性の痛みでは脳に何がおきているのだろうか。

慢性疼痛の脳科学

臨床の脳科学でよく研究されるのは、脳の形態、脳の活動、そして治療による脳の変化である。ここでは、成人の慢性疼痛に関しての報告を紹介したい。

ます、ペイン・マトリックスについて説明したい。これは、一次体性感覚野、二次体性感覚野、前帯状皮質、島皮質、前頭前皮質、視床、扁桃体、中脳水道周囲灰白質などの脳の領域から構成され、痛みの処理にかかわる神経回路として確立した概念とされる。

脳の形態について、慢性疼痛患者（慢性腰痛、線維筋痛症、頸肩腕症候群）九二名についてMRIで脳の各部位の灰白質の体積を調べたところ、扁桃体で最も萎縮度が高いことが見出された。そのうち四名は、治療後にその部位の灰白質体積の増加がみられた。扁桃体は不安や恐怖などの処理で中心的役割を担う神経核であることから、そうした負の情動が中枢性鎮痛機能を低下させ、慢性疼痛を引き起こす引き金になることが考えられるという[4]。

脳の活動について、線維筋痛症や複合性局所疼痛症候群の患者を対象に、fMRIを使って安静時脳活動を調べたところ、中脳水道周囲灰白質と右半球扁桃体・右半球感覚運動野・両側小脳との機能的結合が健康成人に比べ有意に強かった。また、他の結果をまとめると、痛みの慢性化には、安静状態ネットワーク（つまり、機能的結合で結ばれた複数の脳部位）と、報酬系・情動系・下行性疼痛調整系を構成する各脳部位との機能的結合の可塑的変化（逆戻り可能な変化）が関与していると考えられるかもしれないという[5]。

治療による脳の変化については、ジェンセンらの報告がある。慢性疼痛患者を、認知行動療法を受けたグループと、その治療を受ける前の待機グループに分け、fMRIを用いて疼痛時の脳活動の変化を調べた結果、刺激前に差はみられなかったが、刺激時における眼窩前頭前皮質の活動が認知行動療法を受けたグループのほうが有意に増加し、また、腹外側前頭前皮質と視床との機能的結合が強まっていた。このことから、臨床的な改善には痛み、感情、認知と関連した脳内回路の変化が影響しており、その中でも実行機能、認知機能と関連のある眼窩前頭前皮質、腹外側前頭前皮質といった前頭前皮質がかかわっていると考えられるという[6]。

起立性調節障害

起立性調節障害とは何かを平易に表すなら、主に身体の成長にスパートがかかる思春期に生じる、姿勢に対する血圧調整不全を中心とした自律神経系の機能障害といっていいかもしれない。起床困難（目は覚めているが、立とうとすると立ちくらみがして起き上がれない。起き上がっても、動悸、言葉では言いようのない気持ち悪さ、全身倦怠感などが生じ起き続けていられなくなる）、食欲不振、息切れ、腹痛、頭痛、乗り物の酔いやすさ、顔色の悪さといった症状が生じる。頻度として、中学生の一割程度にみられるという。

正確な診断や起立性調節障害のサブタイプ判定、治療のために医師が患児や保護者に説明すべき事項、生活指導、塩酸ミドドリンなどの薬物治療については、小児心身医学会のガイドライン(1)によくまとめられている。その中で、診察医が言ってはいけない禁句としてあげられているのは、「どこも悪いところはありません」「この症状は心の問題だ、気のもちようだ」「学校で嫌なことでもあったの?(といきなり切り出して話す)」「これくらい、頑張りなさい」「親の育て方が悪かったからこうなった」「お母さんが変わらないと、治りません」「ここでは治らないからよそに行ってくれ」である。これらを眺めると、治療者の知識不足、拙速にこころの問題にする誤解や早合点、心理臨床の言葉の粗雑な受け売り、そして責任の放棄に対する戒めが読み取れて非常に教訓的である。

実際に、筆者はこうした言葉によって生じたいくつかの悲劇をずっと前からみている。約二〇年前に筆者が某中学校でスクールカウンセラーを嘱託業務として始めることになったとき、学校新聞の挨拶文に「あなどれない起立性調節障害」のタイトルで保護者に注意喚起したものである。しかし、学会の努力をよそに、興味をもたない人(医師、カウンセラー、保護者)はこの疾患にまったく目を向けてくれない。理解不足から生じる悲劇が著しく減ったとの感触は、少なくとも筆者はもち合わせていない。

先にあげたガイドラインでは、子どもの心身症におけるこころと身体のつながりについてもよく記述している。疾患（症状）の発生には、身体的因子に加え、心理社会的因子もある程度関与する。それには、直接的な因子と、直接ではないものの何らかの影響を与えると考えられる背景因子がある。次に、疾患（症状）そのものが「自分はどうなってしまうのだろう」との不安や「自分はもうだめかもしれない」との絶望感を引き起こすことがある。「また具合が悪くなったらどうしよう」との恐れも生じさせる。こうなると、疾患（症状）が大変な足かせになり身動きがとれなくなる。いわゆる、症状へのとらわれである。さらに、学校に行けないなど、活動範囲の制限が生じる。症状がいくらか軽減したとしても、集団の場である学校で具合が悪くなったらどうしようとの悩みも生じる。こうなると、疾患（症状）のトラップからなかなか抜け出せない。

不登校などの患児を担当することがある筆者の臨床経験から付け加えるなら、子どもの心身症で克服すべき課題として、先に示したようなさまざまな不安や恐れに対して発達の途中にある子ども自身が向きあわざるをえないこと、健康な日常生活体験の喪失、親子関係の悪化、自己イメージの低下があげられる。

不安や恐れといっても、物事の見方がまだ幼くて、そもそも先を見通さない（見通せない）患児もいる。このような場合、患児は現状に慣れきって自分から動こうとしない。代わりに、保護者は内心焦りを感じつつ負担をかけまいと気をつかって保護的に接する。不登校であれば、スクールカウンセラーが相談に応じることが多い。しかし、この構図を見渡せないまま傾聴・共感ばかりするカウンセリングだと事態はまったく前に進まなくなる。患児は平然とし、保護者は憔悴し、カウンセラーは口にはしないが保護者を過保護などと評価する。

こういうときに大事なのは、患児を動かす誘因である。友だちと会えている場合、友だちのさりげない言葉が動因あるいは誘因を作る刺激になることが多いようである。それはともかく、このようなときに不可欠な対応は、診察医による患児・保護者への、今できることの説明と、見通しの簡潔な説明である。もちろん、よけいな不安や恐れの処理の仕方も重要である。こういうとき、とくにスクールカウンセラーに行っていただきたいのは、万が一学校で調子が悪くなった場合の学校内での対応のコーディネートである。担任に相談する、保健室に行くなどが当然考えられるが、あらかじめ決められていないと、患児はとっさには動けないものである。子どもだからである。「授業中にどうしようもなく具合が悪くなったら、断らずに、そっと黙って保健室に行っていいから」というような約束事を決めておくだけでも、比較的安心して学校に復帰しやすくなることが多い。

なお、起立性調節障害の症状の程度は予測困難だという患児が多い。その日の朝になってみないと体調がわからないのである。低気圧が近づくと悪化するという患児もいる。だから、○月○日に登校するといった約束は無意味である。患児の性格にもよるが、「体調がましな日があったら、そのチャンスを逃さず短時間でも学校に行くほうが病気に主導権を握られずにすむ。そもそも主導権を握るのはあなただ」との説明が有効なこともある。

日常生活体験の喪失として、楽しいことを含めた行動範囲の制限、交友や学習機会の減少がある。損は少ないほうがいいに決まっている。病気があるだけでも大変なのに、それ以上の損はもったいないとの説明は案外大事である。注目すべきは「退屈感」である。これを抱けたときに、試しにゲームなどをしてみるのはよいことである。しかし、楽しいことだけで退屈な時間を埋めてしまうと、健康な生活体験は失ったままである。これが長引くと健康なこころの発達の停滞につながるので、軽くみるべきではない。親子間の新たな距離の調整や、同世代仲間との社会スキルの向上、そしてよい意味で安定した自己イメージや自己効力感の形成など、思春期のこころの発達課題は多い。こうした事柄は、面接時間に余裕のあるスクールカウンセラーに説明してもらいたいと筆者は考えている。

親子関係の悪化については、症状をもった患児のありようが親の期待にそぐわないとの、まさしく親心から生じる素朴な怒りが要因としてあげられる。しかし、冷静さを欠いた怒りというものは、何もよいことを生まない。そもそも、病気は理不尽な体験である。理不尽なので怒りがわくのは当然ではある。怒りのやり場がなくて患児本人がその矛先になるというわけである。紹介されて受診した患児の保護者の中には、診察中に筆者の前で患児をけなす方もいて、けっこうな迫力がある。親子別々に面接すればよかったと反省するばかりである。ともかく、保護者が冷静に対応できるよう、疾患の特徴を説明して理解してもらうしかない。

自己イメージの低下として、どこか得体の知れない感触のある心身症にさいなまれ続けていると、自分はだめな人間だとの思い込みにつながる。しかし、これまで述べたような種々の対応を手がかりに、コツをつかんで実際にうまく対応できるようになると、みるみる自己効力感は改善するものである。自分はこんな厄介な状態を克服できたのだという実績から強い自信をもつに至り、力強くて思いやりのある人へと成長することもある。ただし、本来落ち着いて取り組むべき医療行為に、筆者はそのようなドラマチックな展開を望んでいるわけではない。

起立性調節障害の中には、どうしても症状が改善しない、難治性のパターンもありうる。筆者は、交感神経が働きにくいというより、副交感神経が過剰に働く場合に回復が難しいのではないかとの仮説を抱いているが、何らかの検証が必要である。難治性の場合は、ガイドラインにあるとおり、「変えられるものは変え、変えられないものは受け入れて折り合いをつける努力」を進めるしかない。「努力」というより、「上手なあきらめ」かもしれない。進路として、朝の登校の必要が少ない通信制高校などを提案することがある。

以上述べたように、子どもの心身症では、疾患ごとの対応のコツとともに、こころの発達課題がどう進んでいるか、どう停滞しているか、どう歪んでいるかにも注目すると、よりよい臨床の実践につながるであろう。

こころ、脳科学、人工知能、ビッグ・データ

最後にテーマを大きく広げ、現在、あるいはこれから避けて通れない事柄について筆者なりの拙い考察を加えてみたい。

哲学の立場からいわせれば、脳科学は、何かがわかったかのようなイメージだけを与えてくれる混乱思考だという。(7) そもそも、一八世紀にラ・メトリが提唱した「人間機械論」の復刻版にすぎず、「もし、人間精神をそのまま脳という機械であるとみなすなら、機械とみなすというその認識の働きを、表象の生産という機械の効果にしてしまう。すると、機械として表象されたものは、脳という機械が作り出した効果にすぎないのだから、機械として理解された脳自体が何のことか分からなくなってしまう。それでは脳の説明にはなっていない」とのことである。筆者は(児童)精神科医であって脳科学に期待を寄せる者の一人であるので、この文章を読んで大変な衝撃を受けた。しかし、たしかにそうだといえるかもしれない。まずは、脳科学が傲慢になってはいけない、との教訓として受け止められそうである。

さて、脳科学者と哲学者の対話での発言からの引用ではあるが、そもそも、「こころとは何か」が脳科学者ごとに異なってしまい、定義できないのだそうである。(8) それ以前に、「こころ」

がどこにあるかも問題なのだという。某大学の学生の多くは胸だと答えるというが、ふつう脳科学では、「こころ」は脳にあると考える。しかし、筆者の意見は少し異なる。たしかに脳は不可欠であるが、「こころ」は全身にある。しかも、何かに向かったときに立ち現れてくるのが「こころ」であると考えている。その何かとは、外側からの刺激であるし、内側からの刺激でもありうる。何にも向かわないと、「こころ」は現れてこない。また、生きていないと「こころ」はない。だから、人工知能に「こころ」はない。あるように感じられたとしても、それは、「見せかけのこころ」であって、ヒトの「こころ」が人工知能に「こころ」があると錯覚しただけである。やはり、うっかりすると思考の混乱に入り込む。

ビッグ・データのことも含めて考察を展開する。現代は、統計や確率がものをいう時代である。個人よりも集団、しかも大集団の諸変数とその関連が注目される。さらに、これらは実用的で機能的である。だから、まず経済活動によく馴染む。チェス、囲碁、そして将棋では、ディープ・ラーニングを使って機械学習し膨大なデータを抱えた人工知能が、名人との対局で勝つようになった。ところが、ここに大きな問題がある。人工知能、あるいは、ビッグ・データがアウトプットする結果や変数の連動は、ヒトには説明しにくいものが少なくないらしい。思考過程（らしきもの）は人工知能やビッグ・データのブラックボックスの中にしかない。しかも、そのブラックボックスの中の解明は、きわめて困難らしい。人工知能やビッグ・データと本格的につきあう時代に入ると、このブラックボックスの謎に終始向きあうことになるであろう。慣れてしまうと、謎であることすら意識しないようになるかもしれない。筆者が気がかりなのは、そのとき、ヒトの「こころ」が、どのように立ち現れているかである。それは、精神科臨床にとっても大きな関心事になるであろう。

わたくしたちは、脳科学、人工知能、ビッグ・データをどう取り扱うか（あるいは、人工知能などから、わたくしたちがどう扱われることになるのか、かもしれないが）、新しいリテラシーを模索すべき局面にある。この見当識[9]はおさえておいたほうがよいだろう。

(1) 日本小児心身医学会編『小児心身医学会ガイドライン集―日常診療に活かす五つのガイドライン（改訂第二版）』南江堂、二〇一五年
(2) 井上勝夫『テキストブック児童精神医学』日本評論社、二〇一四年
(3) 宮前多佳子「本邦の小児線維筋痛症の実態と臨床像」『外来小児科』一二巻、七四―七八頁、二〇〇九年
(4) 福井聖、岩下成人、田中佐智子「脳の形態学的変化から考える慢性痛と情動」『Journal of musculoskeletal pain research』九巻、一九五―二〇一頁、二〇一七年
(5) 寒重之、大迫正一、植松弘進他「中枢機能障害性疼痛患者における脳部位間の機能的結合と背景因子

との関連―安静時ｆＭＲＩによる検討」『PAIN RESEARCH』三二巻、五二―五九頁、二〇一七年
（６）Jensen, K.B., Kosek, E., Wicksell, R. et al.: Cognitive Behavioral Therapy increases pain-evoked activation of the prefrontal cortex in patients with fibromyalgia. Pain 153: 1495-1503, 2012.
（７）船木亨『現代思想史入門』ちくま新書、二〇一六年
（８）中山剛史、坂上雅道編著『脳科学と哲学の出会い―脳・生命・心』玉川大学出版部、二〇〇八年
（９）井上勝夫「治療者の見当識は大丈夫?」『テキストブック児童精神科臨床』三四―三六頁、日本評論社、二〇一七年

11　起立性調節障害と不登校
——児童精神科医から伝えたいこと

起立性調節障害の臨床はずいぶん洗練されたようにも思われる。

筆者はおよそ三〇年、児童精神科医の立場から児童思春期の臨床にかかわっている。起立性調節障害が引き起こすさまざまな不幸は筆者が若手の頃から何度も目にしてきた。不幸とは、この心身症にかかった児童生徒はもちろん、保護者や学校の先生にも降りかかる困惑や混乱のことである。スクールカウンセラー、小児科医や児童精神科医など援助や治療の役割を担う人も起立性調節障害のいくつかの落とし穴にはまり込んで、不幸を助長しているように見えることも少なくない。

日本小児心身医学会の努力によって起立性調節障害の診断・治療指針はよく整備されたし、これを筆者も臨床で役立てている。しかしながら、この疾患にまつわるさまざまな落とし穴に対処する秘訣についてはそれほど触れられていないような気がする。そもそも臨床における秘訣は経験談の類いであって、診断・治療指針のようなエビデンスに基づく医療の形で積極的に公開されることはない。

ここでは、学術的なお作法にそれほど縛られず、起立性調節障害とそれによって生じる不登校を含めた混乱について伝えたいことを思いつくまま取り上げることにした。

最初に起立性調節障害について簡潔に説明する。次に筆者が伝えたいことを、相手を絞って述べる。保護者、学校の先生、スクールカウンセラー、小児科医、児童精神科医、そして患児本人に向けてである。筆者は起立性調節障害にかかったことはないし、臨床経験は精神科・児童精神科領域とスクールカウンセリングの範囲に留まるので理解不足や的外れな見解が入るかもしれないが、そこはお許しいただきたい。

起立性調節障害とは

起立性調節障害を筆者なりに平易に説明すると「身体の成長が速くなる時期に起きる、血圧調節の機能不全」となる。ずっと横になってその後に立ち上がったとき、健康であれば、心臓より高い位置にある脳にも十分な血液が巡るよう血圧が上がる方向に調節機能が働く。ところが、そのような調節がうまく働かないのが起立性調節障害である。夜眠っているとき人は七時間ほど臥位になっている。朝に目が覚めて、立ち上がろうとしたときに血圧がうまく調節されないのが起立性調節障害である。このため、ひどい立ちくらみがしたり、他の言葉では表現しようのない何ともいえない気持ち悪さが続いたり、動悸や頭痛や腹痛、顔色が青白くなるといった症状が生じる。立ち続けていてもつらくなるので、すぐに横になりたくなる。血圧調節には自律神経がかかわる。自律神経が大きくかかわる病気はえてしてデリケートなもので、さまざまなストレス（正確にはストレッサー）や天候からも影響を受ける。心配事があったり低気圧が近づくと起立性調節障害の症状が悪化することがある。血圧調節が昼頃にようやく働き始め、午後に体調がすっかりよくなることが少なくない。

起立性調節障害の診断は、問診、似た症状を呈する他の疾患の除外、および新起立試験（決まった手順で臥位および立位で血圧と脈拍を計測し、その変化と症状の発生を調べる検査）が根拠になる。

治療や対応として、生活指導、塩分と水分の摂取、そして薬物治療がある。生活指導では、安全な立ち上がり方、起床後になるべく臥位にならないこと、弾性ストッキングの使用、規則正しい生活の指導がなされる。治療薬として血圧を上げる薬や速すぎる脈拍を抑える薬が使われる。起立性調節障害にはいくつかのサブタイプがあることが知られていて、それに合った治療薬が選択される。漢方薬も試される。外来や短期入院で点滴治療が行われることもある。

問題は、起立性調節障害が生じやすい時期が、小学校高学年・中学・高校の期間にあたることにある。この時期は、学習や部活動などでの諸技能の習得、学校生活や交友などでの社会スキル向上のためのさまざまな経験、進路選択や受験といった多くの課題があるし、これらを通じて、ほどよく安定した自己効力感をもつことや、親や仲間とのそれまでとは違った新しい関係や距離感を調整するといった、複雑なこころの成長課題にも取り組む。こころの成長課題はどの年齢でもあるものだが、人の一生の視点から眺めてみると、乳幼児期を除けば、思春期ほど成長課題が濃密な時期は他にないのではないだろうか。

保護者に伝えたいこと

間違いなく起立性調節障害であれば、お子さんを怠け者だとけなしたり、体調がとても悪いのに無理やり叩き起こしたり、学校に何か原因があるといった粗探しをするのはやめていただきたい。そもそも学校生活にストレスがまったくないはずはないし、たしかに大きなトラブルが起きている可能性も否定できない。かといって、起立性調節障害の症状をまったく無視して学校生活での問題の解決を図っても症状がすっかり治ることはない（学校トラブルを解決して症状が消える場合は、そもそも起立性調節障害ではない）。親であればこそわが子を心配し、何とか早く解決したいとの気持ちから焦りや何らかの否認が生じることはよく理解できる。しかし、ここは感情的にならず、冷静になって現実を見つめていただきたい。そして、起立性調節障害に上手に対応し治療する小児科医の受診を検討していただきたい。

学校の先生に伝えたいこと

中学生でいうと、文部科学省の定義による不登校の頻度は三％弱で推移している。ひとクラスに一人はいる割合になるので、不登校の生徒がいても珍しくないかもしれない。問題は、そうした生徒を「不登校だ」とのネーミングでひとまとめに考えるか、「どんな不登校か」と内容にも踏み込んで対応を考えるかにある。不登校の生徒のなかに起立性調節障害の患児がいるかもしれない。その生徒は、本当は朝から学校に来てみんなと一緒に学校生活を送りたいと切実に願っているかもしれない。しかし、児童生徒のその願いは先生に届かないままになっているかもしれない。

なかには、起立性調節障害の症状を我慢して無理やり登校している生徒がいるかもしれない。体育館で立ったまま校長のありがたい訓示を聴いているうちに倒れてしまう生徒のなかには、起立性調節障害の症状を隠しながら整列している患児がいるかもしれない。体調が悪ければ保健室を利用するが、入りびたりになると管理上問題があるとの意見から保健室にいられる時間に制限を設けている学校もある。起立性調節障害の症状の重さは日によって違う。やっとの思いで保健室のベッドで休めると思ったのに、決められた時間で部屋から追い出されるのもいかがなものかと思われる。

不登校を改善したいとの思いから、保護者や患児本人と事前に登校日時を約束する先生もおられる。しかし、私の臨床経験の範囲では、起立性調節障害の症状は予測しにくい。翌朝に目が覚めて起き上がろうとしたときでないとわからないというのが、患児たちの声である。不用意に約束を決めてしまうと（いいかえれば言質をとると）、翌朝登校できなかった患児は、「約束を破った人」の立場に陥ってしまう。学校の先生からは、「翌朝のあなたの体調と相談し、ましな日は学校に来てほしい」と声をかけていただきたい。

なお、「根性で治せ」と励ます学校の先生もおられる。たしかに、根性はときに大事である。しかし、根性で起立性調節障害を治した患児を私は見たことがない。

スクールカウンセラーに伝えたいこと

不登校の相談では、起立性調節障害の児童生徒のクライアントがありうることを知っておいていただきたい。心理職といえども心理臨床の知識だけで事足りるはずはないのが学校現場である。子どもの心身症や児童精神医学の基礎知識、ときにはケースワークの観点をもって児童生徒を援助していただきたい。

ロジャースは、傾聴、受容、共感を強調した（本当は、現在流布しているこのありきたりな言い回しよりもっと奥深いものだけれど）。聞き役に徹するのは心理臨床の基本であるが、ときには意味ある問いを投げかけなければならない。ラザルスはストレスコーピングを、情動焦点コーピングと問題焦点コーピングに分けたではないか。聞き役に徹すれば前者には役立つかもしれない。しかし、問題焦点コーピングの達成のためには穿った質問をクライアントにできなければいけない。起立性調節障害に向き合う心理臨床では、両方のコーピングをクライアントが高められるよう方向づけてこそ、スクールカウンセラーによる援助である。

すでにクライアントが起立性調節障害の治療を受けていて学校復帰を考える段階にあるなら、学校復帰のための具体的なステップを積極的に話し合ってほしい。短時間登校、放課後登校、適応指導教室や適応指導学校の利用などの提案である。中学生であれば高校受験、高校生であれば進級の可否が待っている。ともかく、無策のまま過ぎる時間をなくしていただきたい。必要なのは、傾聴、受容、共感だけではなく、問いかけと具体的な助言である。

小児科医に伝えたいこと

小児科医と一口に言っても、プライマリケアの開業小児科医と、何かの専門クリニックや総合病院や大学病院の小児科医では立場も役割も違ってくるかもしれない。しかし、筆者の感触では、起立性調節障害の診断と治療はどの小児科医でもできなければならないように思われる。日本小児心身医学会が診断・治療ガイドラインを公開しているのでぜひ役立てていただきたい。一定の問診や新起立試験も実施せず、血液検査で異常がないから「何も異常はないです」と患児や保護者に拙速にコメントするのはやめていただきたい。さらに、「何も異常はないです、ストレスが原因です」などと安易に結論づけ、何も対処を考えずに終わりというのも困る。患児は症状で苦しんでいるし、学校生活が滞って不安でたまらないし、親から責められ立場を失っているのである。他の疾患も同様であるが、起立性調節障害の患児の重要なターニングポイントは、受診した小児科医の判断と対応にある。大げさにいえば（大げさではないかもしれないが）小児科医の判断が患児の未来を変える。

起立性調節障害には四つのサブタイプがあり、これによって治療薬が異なる。起立直後性低血圧には塩酸ミドドリン、体位性頻脈症候群にはまず塩酸ミドドリン、次にプロプラノロールが処方される。起立直後性低血圧なのに最初からメチル硫酸アメジニムが処方され、治療しても治らないからストレスのせいだと児童の精神科外来に紹介されてきた症例を経験したことがある。筆者にはそのような小児科医の判断が理解できなかった。指針通りの塩酸ミドドリン処方で症状は改善した。

ガイドラインのとおりに治療を進めても難治性の経過をたどることがある。このときも小児科医の基本姿勢が問われる。自律神経がかかわる起立性調節障害では、ストレスが経過に影響を及ぼす。問題はそのストレスの要因がどこにあると考えるかである。まずは、起立性調節障害による症状そのものと、症状に伴う心配事がストレッサーになっていないかというところから考えていただきたい。塩酸ミドドリンの増量は検討できないか、漢方薬の追加処方は試せないか、水分と塩分摂取を促すのはどうか（暑い季節であれば、不感蒸泄を念頭に置いた脱水予防のための助言）などを、一つひとつでいいので外来再診のたびに話題にしていただきたい。どうしても治りにくいときは、午後から登校できるサポート校の利用を保護者に提案してもいいだろう。

症状のひどさや症状によって派生した不安を軽くみて、何か別のところにストレスがないかと、他の原因の粗探しが始まることも少なくないし、そのような意見によって筆者の外来に紹介される患児もいる。しかし、よく聞き直すと、起立性調節障害そのものの苦痛の度合いの把握と対応や治療が甘いケースが散見される。こうした場合、筆者は、「あなたは本来精神科で治療しなくていいね。でも、まあご縁として、ここで治療を続けてもいいですか？」と問うようにしている。無事治療を終えるときには、「小児科や内科でやる治療を精神科で終えちゃったね。精神科の薬は一切必要なかったし、治療は内科や小児科と同じ治療だし、精神科でしかできないことをしたわけでもないね。だから、精神科に通っていたことは忘れてくださいね」と言うようにしている。精神科治療歴が患児の今後に妙な色づけをしないかへの配慮である。

精神科でもそうだが、小児科でも治りにくい病気はありうる。このとき筆者が大事にしているのは、「士気の維持」である。筆者の実感では、士気を失った患児はますます治りにくくなる。士気の維持に役立つのは、主治医による「次の一手」の明示だと思われる。「もしこのやり方、この内服薬で症状がましにならなかったら、次はこの手を考えています」と説明できると、患児はいくらかでも希望がもてるようである。ともかく、難治の経過で苦しんでいる親子の士気を下げる言動は慎んでいただきたい。

なお、最近、いわゆる発達障害と起立性調節障害の関連が話題になっている。興味深い知見ではあるが、この新しい知見に不用意に引きずられないようにも気をつけていただきたい。

児童精神科医に伝えたいこと

あまりにも当然なことではあるが、いわゆる発達障害の診療ができれば児童精神科医というわけではない。精神科医が診る診療領域すべての基礎を修めておく必要がある。脳器質性、症状性、物質や薬物による精神症状である外因性精神障害、統合失調症や気分障害などの内因性精神障害、種々の心因性精神障害、さらには摂食障害や睡眠障害などである。児童精神科医であればさらに、被虐待、不登校、そして起立性調節障害を含む小児の心身症についても基本的なことは知っておく必要がある。理由は簡単で、そのような患児たちが外来を受診するからである。「私は児童の

○○の専門家であって、小児の心身症のことは知らない」という態度は実臨床では通用しない。起立性調節障害をうつ病と誤診してはいけない。患児の症状を包括的、具体的に把握することなく、どこかの診断基準を部分的に切り抜いて照らし合わせてしまうと誤診に導かれる。DSM－5の診断基準なら、「うつ病（DSM－5）」の診断基準のC項目を丁寧に読み直していただきたい（そのエピソードは物質の生理学的作用、または他の医学的疾患によるものではない、とある）。抗うつ薬で起立性調節障害は治らない。ただ、起立性調節障害によるうつ状態はありうる。精神医学ではそのうつ状態のことを「適応障害」と呼ぶことはできる。その場合の治療目標の中心は、やはり起立性調節障害の治療そのものである。

以上、さまざまな立場の方に向け伝えたいことを書き連ねた。よく考えてみると、これらは筆者の意見というより、これまで筆者が診た患児たちの声を代弁したにすぎないような気がしてきた。

さて、ここからが筆者のオリジナルの声である。

患児本人に伝えたいこと

楽しいことも悩むこともそれなりにあって人生経験が増える思春期のあなたは今、「起立性調節障害」と診断されて治療を受けているかもしれない（あるいは、これから病院に行って診察を受けるのかもしれない）。病名は「起立性調節障害」と医者が決めたのだけれど、ここでいう障害は「調節障害」であって「障害者」の意味ではないから誤解しないでください。毎日お薬を飲んだり味の濃い食事（要するに塩分と水分）を摂るようにしているのであれば、それだけでも主治医として助かります。

起立性調節障害は治りにくいこともあるけれども、どうか諦めないでほしい。「どうせ治らないから」と言って投げやりになり、いろいろなことを全部諦めてしまうのは、あまりにももったいないとは思いませんか？　誰も好きで病気になる人はいません。それに、これ以上損するのは嫌ではありませんか？　あなたには、ご家族から「怠けている」と言われた時期があったかもしれない。それが悔しくて、「どうせ親がそう言うのなら、このさい徹底的に怠けてしまえ」なんて無茶なことを考えていませんか？　治せない病気や治しにくい病気はたしかにあるけれど、ケアできない病気はないはずです。

副作用がなければ、面倒でも毎日お薬を使ってください。朝目が覚めて立ち上がるのがつらいのであれば、せめて座って何かをして過ごし、あなたの身体をなるべく起こしておいてください。午昼や夕方に体調がましになったら、本来の生活パターンに少しでも近づく工夫をしましょう。午後からでも放課後でも短時間でも登校しておきましょう。みんなの視線やみんなが自分のことをどう言っているか気になると思いますが、あなたは怠け者ではなく病気と闘っている人なのだから、堂々としていていいはずです。通学のために歩くと、体力低下の予防にもなると思うのです。学校以外の、不登校の子のための居場所に行ってみるのもいいかもしれません。思春期の年齢でも動いていないと体力は確実に落ちます。身体ってそういうものです。頭もそうです。頭を使っていないと鈍ってきます。楽しくはありませんが勉強の時間も作りましょう。よくよく意識していないと時間はあっという間に過ぎてしまいます。わからない勉強ではなく、すぐにとりかかれる簡単な勉強から始めるとペースをつかみやすいです。

これって、身体と頭のリハビリですよね？　自転車をこぐのと同じで、ペダルのこぎ始めは負担が大きいけれど、一度ペースを作ると少しの力で前に進めるものです。だから、自分の体調とよく相談し、そして、ご両親や学校の先生の理解を得て（わかってくれないときはスクールカウンセラーに自分の状況をたくさん話し、スクールカウンセラーから伝えてもらうといいはずです）、起立性調節障害にかかった状態でも保てるペースを、できるだけ早く見つけておくといいです。何年か先になるかもしれませんが、起立性調節障害が完全に治る日は必ず来ます。

かけがえのない人生なのだから簡単に諦めないで、ここはしぶとく頑張ってみませんか？　しぶとさって、とっても大事なんですよ。

（1）井上勝夫「起立性調節障害」『テキストブック児童精神医学』一三〇―一三一頁、日本評論社、二〇一四年

（2）日本小児心身医学会編「小児起立性調節障害診断・治療ガイドライン」『小児心身医学会ガイドライン集―日常診療に活かす五つのガイドライン（改訂第二版）』二五―八五頁、南江堂、二〇一五年

（3）嶋信宏「ストレスとコーピング」氏原寛、亀口憲治、成田善弘他編『心理臨床大事典［改訂版］』一五四―一五六頁、培風館、二〇〇四年

教育現場と精神科臨床

12 子どものいじめをめぐって

——その深層と対応

いじめが関連したと考えられている痛ましい子どもの自殺が報道されている。家族の無念はいかばかりかと案ずる。それとともに、いじめを認定するにも困難をきたし、かつ、責任を追及されて困惑する学校にも、子どもの健やかな成長を支えることを仕事としている意味で同じ立場にある児童精神科医として、ある種の同情を禁じ得ない。担任教師がいじめに加担したとの、すぐには理解しかねる言及もなされる。悲惨な事件の後に断続的にいじめの議論は活発となるが、子どもの間のいじめは依然としてなくならない。いじめが関連したと考えられる自殺は、最近のことだけではなく、資料では、同様の事件記録を昭和三年まで遡ることができる。[1] 病院の診療場面でもいじめ被害の話を聞くことがあるが、その都度やるせない気持ちにさせられる。

子どものいじめに関し、すでに、加室ら、山家、斎藤による総説や多くの書籍がある[2][3][4]が、今回、子どものいじめについて論説する機会を得たので、児童精神科医の立場から一考察を述べたい。

いじめの実態

病院診療で子どもが話すいじめ被害の内容は次のようなものである。

誰が犯人かわからないが筆箱がゴミ箱の中に捨ててある。図画工作の授業で描いた絵画が踏みつけられている。朝教室に行くとある日突然全員に無視される。体育の時間に担任教師が向こうを向いている隙に体を蹴られる。壁に押しつけられて頭髪を切られる。挨拶代わりと廊下ですれ違うたびに殴られる。放課後の教室で数人に取り囲まれて殴られて蹴られる。刃物を突きつけられて脅される。施錠されたトイレの個室で現金を脅し取られる。プールで沈められそうになった……。加害者は小・中学生なのである。

こうした被害を繰り返し受けた子どもは当然ながら、食欲がなくなり、夜眠れなくなる。眠ると毎日のように加害者が夢に出てくるので眠るのが怖いと言った子もいる。また、蹴られた体の部位が突然痛み出して苦しんだり、学校が恐怖の対象となったり、いつもイライラして落ち着かなくなることもある。突然、数年前のいじめの場面が目前にありありと浮かんでくると述べた中学生もいる。社会的な影響が大きい用語なので診断を慎重に扱うべきであろうが、いじめに関連して外傷後ストレス障害（Post-traumatic stress disorder：ＰＴＳＤ）を呈した例が報告されている。[4][5]

ただ、最近、「トラウマ」の言い方が専門用語から一般に広がるにつれ、誤用され、ありふれた出来事をトラウマと呼ぶことで大げさに扱うことが目立つようになっていることには注意が必要であろう。なお、いじめ被害にあった子どもの治療の一つとして、患児の説明をもとに加害児童の似顔絵を描く方法やその絵に罪名や刑罰を書き加えることで、固定した加害者への恐怖感を弱める方法が考案されている。(6)(7)

いじめを扱う場合、どこからいじめと認めるかが、まず問題となる。いじめに関する研究、行政、司法によるいじめの定義を表12－1にあげた。一九七〇年代に先駆的ないじめの研究を行ったノルウェーのオルウェーズ（Olweus）は、加害行為が反復され、継続的であることを強調している。いじめ場面の四層構造を明らかにした社会学者の森田と清永による定義、および一九九四年の文部省による定義では、加害者と被害者の立場の優劣が言及されている。また、平成三年（一九九一年）の東京地裁八王子支部の判決文では、具体的ないじめの内容が触れられていてわかりやすい。いずれにせよ、いじめは、悪口を言う、髪の毛を引っ張るなどの行為そのものをいうのではなく、被害者を精神的に追い込む結果となる継続的な加害行為、とまとめられるだろう。

やや古い資料であるが、平成八年（一九九六年）五月、文部省は、全国の小学四年から高校三年の約一万人、その保護者一万人、教員約六〇〇〇人を対象とした「児童生徒のいじめ等に関するアンケート調査」の結果を報告した。(8) いじめに対するかかわり方では、「いじめられた」と答え

表12-1　いじめの定義

Dan Olweus（Norway, 1973） A student is being bullied or victimized when he or she is exposed, repeatedly and over time, to negative actions on the part of one or more other students. ある生徒が、繰り返し、そして長期にわたり、一人または複数の生徒から拒否的行動にさらされている場合に、いじめられているとする。
東京地裁八王子支部平成３年９月26日判決 学校及びその周辺において、生徒の間で、一定の者から特定の者に対し、集中的、継続的に繰り返される心理的、物理的、暴力的な苦痛を与える行為を総称するものであり、具体的には、心理的なものとして、『仲間はずれ』、『無視』、『悪口』等が、物理的なものとして『物を隠す』、『物を壊す』等が、暴力的なものとして『殴る』、『蹴る』などが考えられる。
森田洋司・清永賢二（1994年） 同一集団内の相互作用過程において優位にたつ一方が、意識的に、あるいは集合的に、他方に対して精神的・身体的苦痛をあたえること。
文部省（1994年） 自分より弱いものに対して一方的に、身体的・心理的な攻撃を継続的に加え、相手が深刻な苦痛を感じているもの。
滝充（2005年） 同一集団内の弱い立場の者を貶めたり辱めたりしようとする意図からなされる、いじわるな行動や否定的な態度のことである。これは、他人を不当に扱うことによって、自らの威厳を維持したり回復したりしようとするためになされる心の働きによるものと考えられる。それゆえに、その主たる目的は、その手口が物理的、言語的、心理的、社会的等のいずれであるかを問わず、他者に精神的な苦痛を与えることである。 Ijime bullying’ is mean behavior or a negative attitude that has clear intention to embarrass or humiliate others who occupy weaker positions in a same group. It is assumed to be a dynamic used to keep or recover one’s dignity by aggrieving others. Consequently, its main purpose is to inflict mental suffering on others, regard-less of the form such as physical, verbal, psychological and social.

た者は小・中・高校それぞれ二三・八、一三・二、九・六％、「中心になっていじめた」はそれぞれ、二・〇、二・三、四・三％、「言われていじめに加わった」「自分からいじめに加わった」「いじめを応援した」を合計すると、それぞれ一六・七、一八・二、一二・四％であった（図12－1）。アンケートへの回答ゆえに、妥当性を検討する余地があるだろうが、一部の子どもが周囲を巻き込んでいじめを広げていることが推測される。

また、いじめの担任、親の認知状況を調べると、今の学年でいじめられた体験のある子どものうち、教師が「いじめはない」と回答した割合は、小・中・高それぞれ約四割、三割、七割であった（図12－2）。また、保護者が「いじめられていないようだ」「わからない」と回答した割合は、それぞれ約六割、六割、八割であった（図12－3）。このことから、子どものいじめは大人に気づかれにくいことが推測される。また、「いじめた体験のある子どものいじめられた体験」を見ると、とくに小学生で子どもたちがいじめたりいじめられたりしている様子が推測される（表12－2）。一部の乱暴な子どもばかりでなく、普通の子が巻き込まれている可能性が考えられる。

いじめは日本特有のものではない。北欧、英国、米国、オーストラリア、ニュージーランド各国でいじめに関する研究と対策がなされている。また、韓国でも一九九五年の中学生二人の自殺を契機に「ワン・タ」の呼称でいじめが話題となっているという。フィンランド、フランス、ア

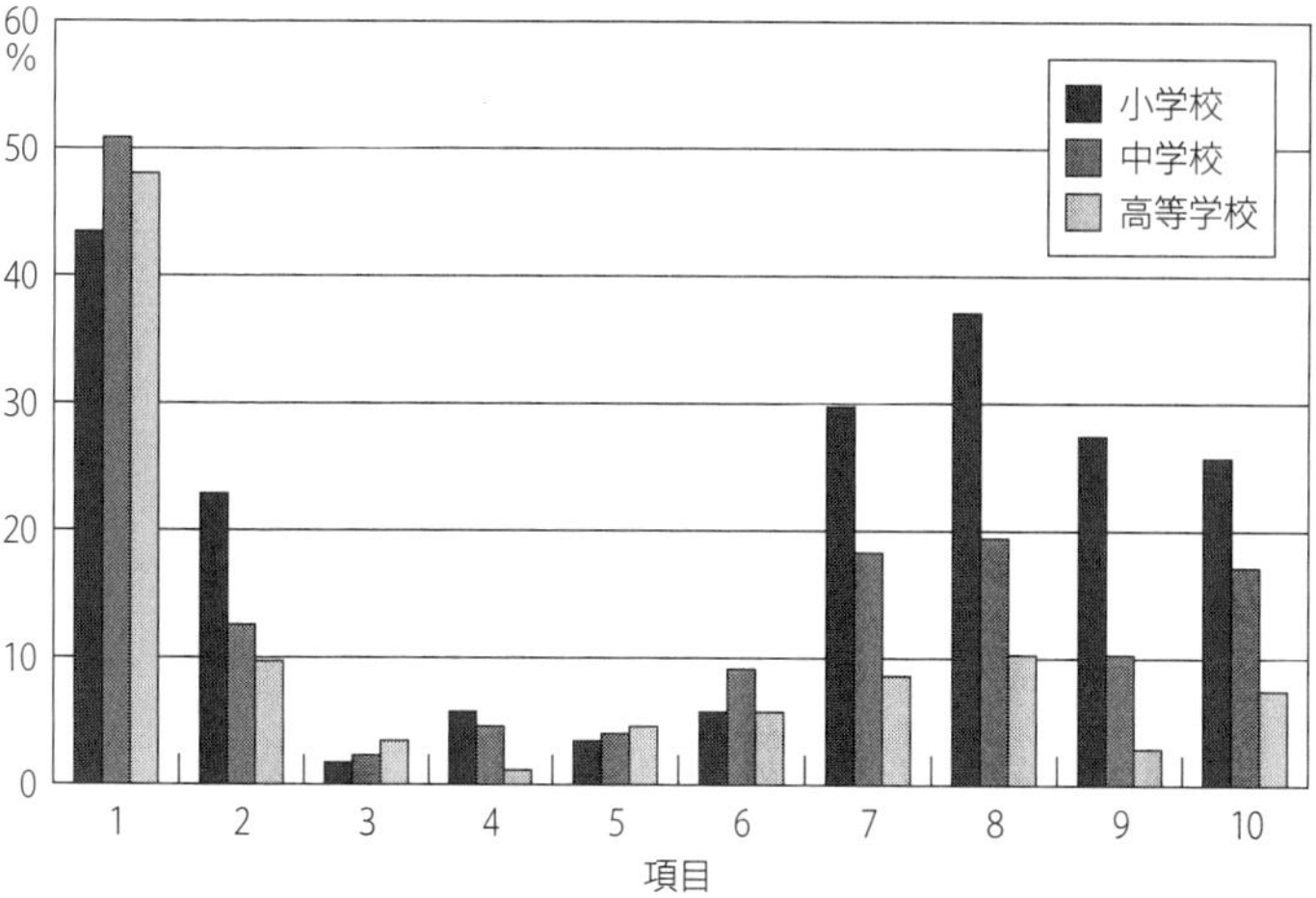

項目
1　できるだけ関わらないようにした
2　いじめられた
3　中心になっていじめた
4　一緒にいじめるように言われていじめに加わった
5　自分から進んでいじめに加わった
6　いじめには加わらないが、まわりでいじめを応援した
7　やめるように言った
8　後でいじめられた人を慰めた
9　後で先生にいじめのことを話した
10　後で親にいじめのことを話した

図12-1　いじめに対する子どものかかわり方

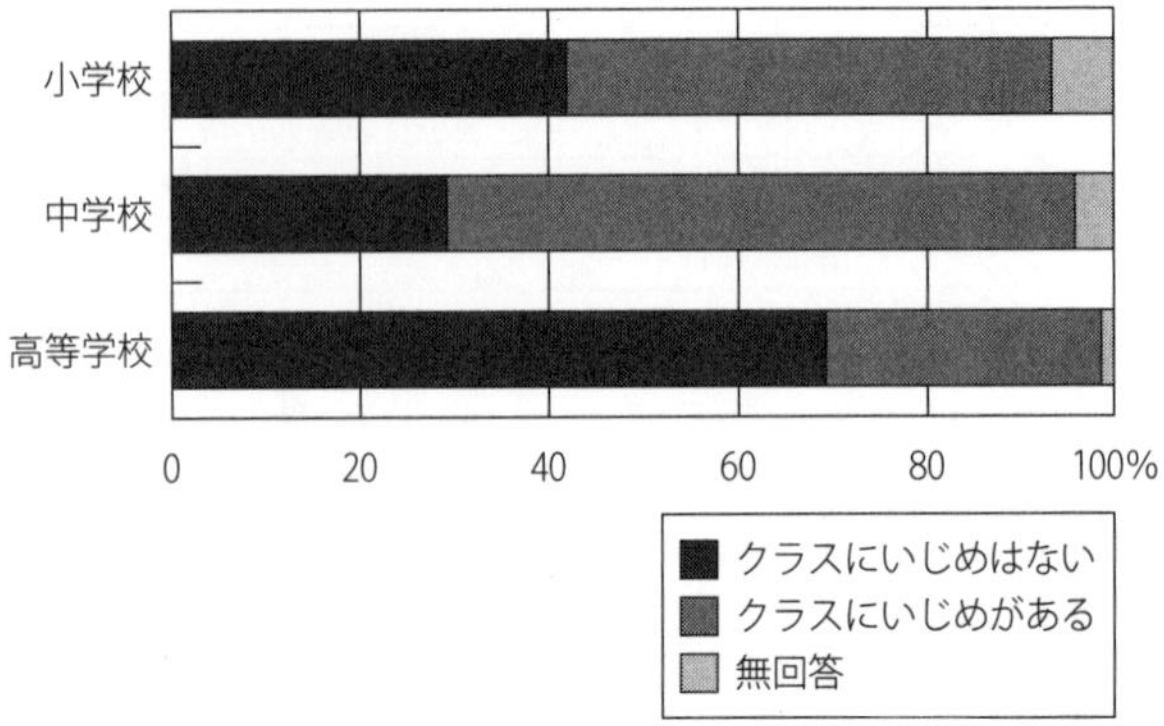

図12-2　子どものいじめの被害体験と担任の認知状況
（今の学年でいじめられた体験のある子どもに対する割合）

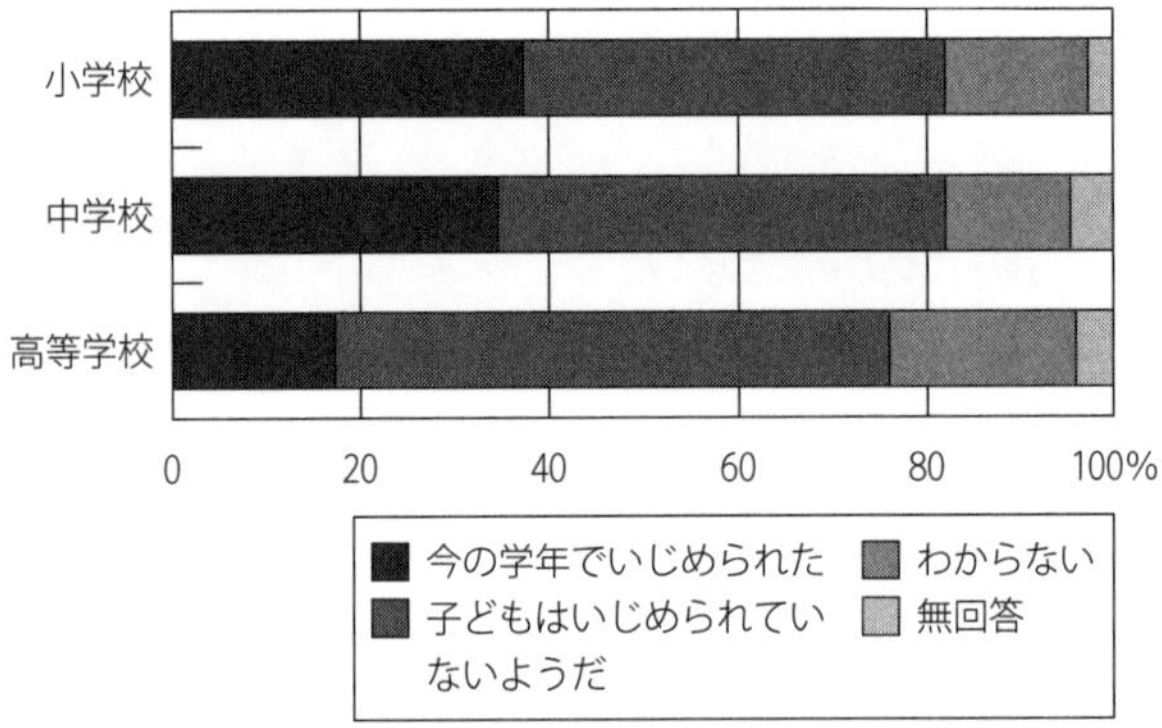

図12-3　子どものいじめの被害体験と保護者の認知状況
（今の学年でいじめられた体験のある子どもに対する割合）

表12-2　いじめた体験のある子どものいじめられた体験（数字は%）

小学校

	最近いじめられた	今いじめられている	いじめられた経験はない
最近いじめた	38.2	15.5	46.3
今いじめている	42.3	23.1	34.6
いじめた経験はない	28.9	8.5	62.6

中学校

	最近いじめられた	今いじめられている	いじめられた経験はない
最近いじめた	27.4	5.0	67.6
今いじめている	33.8	8.7	57.5
いじめた経験はない	17.7	5.0	77.3

高等学校

	最近いじめられた	今いじめられている	いじめられた経験はない
最近いじめた	23.5	6.2	70.3
今いじめている	22.2	16.7	61.1
いじめた経験はない	9.2	3.8	87.0

イルランド、ルクセンブルク、マルタ、スウェーデン、英国では、学校におけるいじめに関する法整備がなされている[9]。

コロンビア大学のコルメック（Klomek）らは、いじめ行為と抑うつ、希死念慮、自殺企図の関連を調べるため、一三歳から一九歳の学生二三四一人を対象に、質問紙による調査を行った[10]。その結果、最近四週間のうち学校内でいじめ被害にあったと回答した者の割合は約二〇%、いじめを行ったと回答した者の割合は約二五%であった。また、いじめ被害の頻度が高いと、抑うつ、深刻な希死念慮、自殺企図のオッズ比が有意に上昇した。また、いじめを行った頻度が高い場合も、被害ほどではないが、抑うつ、深刻な希死念慮、自殺企図のオッズ比が有意に上昇した。したがって、いじめの被害は抑うつ、希死念慮、自殺企図の危険因子となりうるが、いじめの加害も同様と推測され、子どもが抑うつを体験しながら他の子をいじめていると言えるかもしれない。

いじめの深層

ここで、いじめに関して八つの問いを設定したい。①なぜ、いじめが生じるのか、②なぜ、普通の子も過酷ないじめを行うのか、③なぜ、教師もいじめに加担することがあるか、④なぜ、被害者はいじめを訴えられないか、⑤なぜ、加害者はいじめの自覚が不十分か、⑥なぜ、いじめは見えにくいか、⑦なぜ、いじめ被害者は自殺にまで至るのか、⑧なぜ、いじめはなくならないのか、の問いである。それぞれ簡単ではないが、回答を試みることでいじめの深層への理解と手立ての一部を示したい。

その際に有用と思われる、中井による「いじめの政治学」を長くなるが要点を紹介したい(11)。

＊

いじめは、その場その場での効果だけでなく、生涯にわたってその人の行動に影響を与える。

いじめのかなりの部分は、学校という場でなければ立派に犯罪を構成する。いじめでないかどうかを見分けるもっとも簡単な基準は、そこに相互性があるかどうかである。子どもの社会は権力社会であるという側面を持つ。いじめの過程は、実は政治的隷従、奴隷化の過程である。

「孤立化」の段階

標的化から始まる。誰かがマークされたことを周知させる。標的にならなかった者はほっとする。いじめられる者がいかにいじめられるに値するかというPR作戦が始まる。うかうかしていると教師といえども巻き込まれる。周囲の差別意識に訴える。被害者にも自分はいじめられても仕方ないという気持ちを次第にしみ通らせる。PRしたいときには大勢の前で攻撃を行う。屈服させるためには独りでいる場合を選ぶ。

「無力化」の段階

反撃は必ず懲罰的な過剰暴力をもって罰せられること、その際に誰も味方にならないことを繰り返し味わわせる。反抗の微かな徴候も過大な懲罰の対象となる。被害者が大人に訴え出ることには、とくに懲罰が与えられなければならない。「卑怯である」「醜いことである」という道徳感情を被害者に施す。もっともひどい暴力が振るわれるのはこの段階。

「透明化」の段階

このあたりから、いじめは次第に周囲の眼に見えなくなってゆく。選択的非注意の心理的メカニズムによる。被害者の世界が狭まってゆく。加害者との対人関係だけが内容のある唯一の対人関係であって、大人も級友たちも非常に遠い存在となる。いつも加害者の眼を逃れられず、加害者の眼は次第に遍在するようになる。加害者との関係は永久に続くように思える。加害者に会ってもいじめられなかった日は、まるで加害者から授かった、実にありがたい恩寵のように感じられる。加害者は被害者の隷従を強調するためにしばしば自分の気まぐれを誇張する。「搾取」が行われる。被害者がいのちがけで調達した金員を、加害者はまるで無価値なもののように浪費する。被害者は、大人の前で仲良しを誇示することもある。「だれかにいじめられているのではないか」と尋ねられても激しく否定し、しばしば怒り出す。外でのいじめられっ子は時には内で暴君となる。あるいは、いい子でありつづけようとする。

「無力化」の段階から、自殺幻想（自殺することによって加害者を告発するという幻想）がはぐくまれる。最後の誇りが失われそうになったときに行われるのが自殺である。多くの子どもが、とうてい果たせない「無理難題」を課せられたことを契機に自殺の実行に踏み切っている。対応として、安全の確保、孤立感の解消、大人の責任のある保障の言葉と実行、被害者は犠牲者であることを話してきかせ、罪悪感や卑小感や道徳的劣等感を軽くしていくことが最初の目標である。

＊

以上の中井の論を参考にすると、いじめには一定の過程があり、あたかも加害者、被害者、周囲の子どもや大人がその過程に引き込まれるように進展するものといえる。この過程が完成すると、被害者は加害者に精神的にも隷従させられることになる。また、ある女子生徒が、側近役、実行役を巧みに組織して、毎日気まぐれに無視する標的を決めるというやり方でクラスを支配した例を聞いたことがある。

なぜ、いじめが生じるのか

このような観点から、検証不可能な仮説も用いて、先に設定した問いに回答を試みたい。

①なぜ、いじめが生じるのか

子ども集団にも権力社会の側面があるためと考えられる。大人はこの集団の力動をよく知っておくことが重要といえる。「自分たちより下」の者を作っておくことによる、下等な意味での安心感や小集団の仮の統一感も関与するかもしれない。このような安心感は所詮虚しいものであるから、他の手段で集団がまとまっていることが重要である。まとまっているクラスにはいじめが起きにくいゆえんである。

②なぜ、普通の子も過酷ないじめを行うのか

「スタンフォード監獄実験[12]」と同じ現象とはいえまいか。これは、一九七一年に行われた心理学の実験で、擬似刑務所で普通の大学生などから一一人を看守役に、一〇人を受刑者役にして演じさせ行動をみた。すると、看守役の行動が次第に過激なものとなった。反抗的態度を示した主犯格受刑者役を独房に監禁、バケツへの排便を強要、他の受刑者役にも素手でのトイレ掃除、靴磨きを強要、また暴力加害も始まった。精神錯乱のため受刑役の者数人が離脱した。こうした危険な変化のため、二週間の実験予定を六日で中止することになった。同様の作用が加害児童の心理に働いているとすれば、加害者役割を加速させないため、早期介入が重要となろう。標的になるより、一緒にいじめたほうがましではないかとの無言の政治的圧力も子どもを後押ししているであろう。

③なぜ、教師もいじめに加担することがあるか

いじめの過程には世論操作性が含まれるためと考えられる。中井の言う標的化、ＰＲ作戦が

「成功」したということになる。いじめは周囲の反応を試しながら進んでいくし、大人もこの流れにいつのまにか巻き込まれる。大人は、このことをよくよく警戒すべきであろう。

④なぜ、被害者はいじめを訴えられないか

理不尽にも標的となったことを自認するのは惨めなことであろう。「大人に知らせるのは卑怯」との加害者からの教育にもよる。また、差別的言動から、被害者の自尊心が早くから崩されていることも関与するであろう。また、子どもの世界を知らない大人に対する期待を抱きにくいためでもあろう。したがって、大人がいじめ対策を講じることを早くから明言しておくことが重要だろう。

⑤なぜ、加害者はいじめの自覚が不十分か

立場的に優位な者による加害行為では、「認知的収差」とでも呼ぶべき現象が生じるとはいえまいか。「収差」とは、レンズなどを通る光線が正確に一点に集まらず、ぼやけたりゆがんだり不完全な像ができることを言い、英語では"aberration"（脱線、奇行、倒錯、異常との意味もある。in aberrationは「魔がさして」という成句である）との単語になる。上司によるセクシャルハラスメント、養育者による児童虐待とも共通してはいまいか。「認知的収差」には、加害者の否認、言い逃れ、抑圧など多くの要素が含まれよう。しかし、うすうす自覚もある。加害児童は、この認知的収差によって、被害者への同情心を抱きにくくなるだろうし、いじめが明らかになった後、加害児童がその親に詰問されても、いじめ加害を否定し続け、親も安易にその言葉を信じることになる。この現象を知っておくことが大事であろう。

⑥なぜ、いじめは見えにくいか

加害者は多くを語らず、被害者もいじめを訴えることのできないことと、いじめには「透明化」の段階があるためと考えられる。したがって、「いじめはない」と安易に言うのは禁物であろう。

⑦なぜ、いじめ被害者は自殺にまで至るのか

加害者・周囲への抗議の意味と、苦しい状況から逃れる手段として、被害者は自殺幻想を抱くためと考えられる。深刻ないじめ被害の場合は、いじめられたことが「いい経験」ではすまされないことを知っておくことが重要であろう。

⑧なぜ、いじめはなくならないのか

残念ながら、いじめは、いつでもどこでも生じる可能性があることは否めない。したがって、

この問い自体無意味である。雑草が自然に生い茂るのと同じである。手入れをしなければ、やがて「こころの荒地」となる。

韓国で、教師と父兄の了解のもと、教室にビデオカメラを設置していじめの実態が調査された[13]。体育教師によるいじめられっ子の強化策も長い効果はなかった。最終的には、記録したビデオを学級の全員に見せることでいじめが止んだという。

どのような子どもも、いじめにかかわる可能性がある。一度いじめの過程が進行し始めると歯止めが利きにくくなる。しかし、いじめの現象がもつ性質を知っておくことによって、いじめを予防し、早い段階での対処に結びつけられる可能性があると考えられる。

本稿は、二〇〇七年三月二三日、横浜市で開催された第二六回日本社会精神医学会市民公開講座「こころのケア―予防と早期発見　講演1　いじめの深層と対応」の内容に加筆したものである。

(1) 山本健治『〈年表〉子どもの事件一九四五～一九八九』柘植書房、一九八九年

（2）加室弘子、岡本淳子、多賀谷篤子他「いじめ―現状と展望」『思春期青年期精神医学』七巻、九七―一一二頁、一九九七年
（3）山家均「いじめ・校内暴力をめぐって」『臨床精神医学講座』一一巻（児童青年期精神障害）、三六七―三七四頁、中山書店、一九九八年
（4）斎藤環「いじめ」『現代児童青年精神医学』一五一―一六二頁、永井書店、二〇〇二年
（5）井上勝夫「児童精神科の治療技法」『米沢市立病院医学雑誌』二六巻、二一―一〇頁、二〇〇六年
（6）長尾圭三、岸田学「思春期・青年期のPTSD（いじめのPTSD）」『児童青年精神医学とその近接領域』四五巻、一四七―一五二頁、二〇〇四年
（7）中井久夫「トラウマとその治療経験―外傷性障害私見」『徴候・記憶・外傷』八二―一二六頁、みすず書房、二〇〇四年
（8）文部科学省ホームページ　http://www.mext.go.jp
（9）土屋基規、P・K・スミス他編著『いじめととりくんだ国々―日本と世界の学校におけるいじめへの対応と施策』ミネルヴァ書房、二〇〇五年
（10）Klomek. A., Marrocco. F. et al.: Bullying, Depression, and Suicidality in Adolescents. J Am Acad Child Adolesc Psychiatry 46: 40-49, 2007.
（11）中井久夫「いじめの政治学」『アリアドネからの糸』二―二三頁、みすず書房、一九九七年
（12）スタンフォード監獄実験公式サイト　http://www.prisonexp.org/
（13）中井久夫「いじめについて」『清陰星雨』一三九―一四四頁、みすず書房、二〇〇二年

13
いじめの基本的理解、予防と早期発見・DV家庭の児童・生徒の被害をみつけたとき

学校で起きる様々な事象の未然防止の中で、本章では、いじめとDV（ドメスティックバイオレンス）を扱う。いじめについては、いじめの基本的理解および予防と早期発見について、児童精神科臨床の立場から、主に私見を述べる。また、DVは各児童・生徒の家庭内で発生する事象なので学校が防止することはできない。学校ができることは、DV家庭での児童・生徒の被害をみつけたときの対応である。そこで、DVの基本的理解を簡単に説明した後に、学校が行うべき対応について、児童虐待の観点から説明する。

いじめの基本的理解

ひところ「いじめ撲滅キャンペーン」といった文言をよく耳にした。最悪の場合、いじめは被

害児童を自殺に追い込むので、たしかに撲滅できたほうがいいに決まっている。しかし、いじめは撲滅する（つまり、根こそぎなくする）ことができるであろうか。

児童精神科の臨床を通じて筆者が得た結論で言えば、ヒトはいじめる動物である。ホモサピエンスはいじめる本能を有する霊長類である、と言い換えていいかもしれない。一部のサルが行うオスの順位づけの延長ではないかとの見解もある。ともあれ、いじめを深く理解するためには、ヒトという社会的動物の本能によって生じる事象であることを直視することから始めたほうがよい。いじめが起きている集団では何が起きているかとの分析よりも、いじめの本能を各個人があるいは各集団がどう上手く取り扱うか、との発想がより実践的ではないだろうか。いじめの予防や早期発見を考えるときに、現場ではどんなことが起きているかを把握することが重要であろう。

以前、筆者が耳にした某地域では、児童・生徒間のいじめが横行していた。被害児童の私物が盗まれたり壊されたりした。教師の目のないところで、小学生が他児にリンチを加えた。プールでは、監視員の目を盗んで、いじめの加害児童は被害児童の頭を水に沈め、いじめた。被害児童はあやうく溺れかけて苦しんでいるのに、加害児童は苦しむ様子を楽しんで笑って見ていた。その地域で起きていたことは、これだけではない。いじめは年齢を問わない。保護者間にもいじめが横行していた。ＳＮＳで特定の母親が悪口の標的にされた。ＰＴＡ活動でその母親は他の保護者たちから無視をされた。自分の子どもに「今度は皆で○○君をいじめなさい」と命じた保護もいた。大人も子どももいじめの本能を扱えず、学校は無法地帯と化していた。その地域の学校と教育委員会は対応が鈍かった。鈍い以前に、横行しているいじめに目を向けなかった。あるいは、向けるのを避けることに労力を割いているようにも思われた。

筆者ができたことは、病院を受診したある患児の精神科治療のみであった。かかわれたのは、たった一人なのである。

いじめは、大雑把にいって、器物破損や継続的な暴力などといった、ある行為を「加える」ものと、集団無視といった、ある行為を「しないようにする」ものの二つに分けて考えることができるかもしれない。造語が許されるなら、行為を加える＝プラス＝陽性、行為をしない＝マイナス＝陰性と言葉を加工し、それぞれ「陽性いじめ」と「陰性いじめ」と呼んでみたい。

これまで、臨床心理の学会報告や論文などから筆者なりに学んだ内容に基づけば、「陽性いじめ」は、「透明化」(被害児童が加害児童の完全な支配下にあり、いじめの関係が周囲に見えなくなっている状態。一見、仲が良いように見えるが、被害児童は自殺を意識し始めている)の段階を除き、加害の跡は周囲の者から発見されやすく、被害児童も登校の拒否などを通じて回避するチャンスが比較的多い。一方、「陰性いじめ」は、被害児童がいつも通りに登校したら、ある日突然、これまで仲良くしていた他児たちが一切応じないといった類のものである。こうなると、被害児童は、「いつかまた皆仲よくしてくれるかもしれない」との淡い期待や「ここで学校を休むと私の負けになる」といった悔しさを抱きつつ、こころの居場所の感じられない教室に毎日通い続けることになる。この場合、発見される機会も登校を拒否するチャンスも得られにくい。非常にみじめな気持ちで、学校生活を渋々続けることになるだろう。

各個人がいじめの本能を持て余す素地がいったんできあがると、いじめの標的選びが始まる。そういう中で自分を守る手段は、周囲の動向をうかがいつつ皆で協力して標的を選ぶか、そのような集団と距離をとるかのどちらかである。

こう理解すれば、いじめは「撲滅」できないことがわかるであろう。放置すれば、いじめは雑草の様にいくらでも生えてくるものである。雑草が広がって手に負えなくなる前に、ひとつひとつ手入れするのである。

いじめの予防と早期発見

先に述べた内容に理解があれば、予防や早期発見のために行うべきこととして、以下が導かれる。

・「本校は児童・生徒のいじめに対応する学校である。そのために児童・生徒と保護者の協力が必要である」ことを学校長が責任を持って明言する。
・いじめが疑われる様子があったら、すぐに報告できる窓口を設ける。

・いじめが見出されたら「ピンチ」ではなくて、いじめの進展を止める「チャンス」ととらえ、初期のうちに対応を始める。
・教員の知らないところで、何が起きていたかを、個々の児童生徒別々に聞き取る。解釈や意見を伝える以前に、何が起きていたかの事実をともかく聞き取る。そうすれば、おのずと対応方針が見えてくる。事実の確認が甘いと、対応にぶれが生じる。
・そのようにして、いじめが起きてもすぐに解決できる学校風土を醸成する。これは、予防にも役立つであろう。

ただし、いくつか注意が必要である。まず、管理者である学校長に、これらを実行する覚悟があるかどうかである。重要な立場にありながらも、無事の退職を考え始めている学校長はとても保守的になってしまうとの意見を聞くことが多い。保守的というより、事なかれ主義だともいう。教育委員会も同様の場合が少なくない。もちろん、いじめに見事に対応している学校もある。また、いじめ対応への労力の配分も必要である。学校現場は忙しすぎる。有識者会議や弁護士会の見解と学校現場の温度差は、どうも顕著としかいいようがない。学校が果たしている実質的な役割は、今や教育のみならず、子どもの躾や保育にまで及んでいる。しかも、どれも有難いことなのに誰も感謝しない。雑用が多いうえに人手が足りない。現場での実効性を狙う本章としては、いじめ対応に労力を割けるよう、教員の雑用を減らすことを是非お願いしたい。

さらに注意を喚起しておきたい。いじめは社会的局面において進展する事象である。うっかりすると教師もいじめのカラクリに取り込まれることがある（「葬式ごっこ」が有名）。予防や早期発見を意識しながらも、いつのまにかいじめ加害者のほうに加わらないよう、くれぐれも注意が必要である。また、いじめ加害の首謀者である児童・生徒は、様々な事情から大人を信用していないし、大人をなめていることが多い。いじめ対応を目指す教師が、そのような児童・生徒と知恵比べする状況すらありうる。

なお、教員間でもいじめは起こりえる。児童生徒たちは、いい意味でも悪い意味でも大人たちのことをよく見ていて、真似をする。各教員がいじめのお手本にならないように留意すべきことも述べておきたい。

DVの基本的理解

DVはdomestic violenceの略で、配偶者暴力、夫婦間暴力と呼ぶこともある。一方が相手の配偶者に暴力を加えるもので、継続的な暴言も含む。未婚の同棲者の間や、カップル間でも同様の事象が生じることがある（デートDV）。主に男性から女性へのDV加害が多いが、女性が加害者のこともありうる。

さて、基本的に親密な関係にあるはずのペアが加害者と被害者になり、しかも関係を維持するという一見不可解な現象を、どう理解すればよいのであろうか。それには、DVサイクルと暴力が持つ性質が鍵になるであろう。

DVサイクルとは、DVの加害者と被害者に循環して生じている状況のことをいい、ハネムーン期（安定期）、蓄積期、そして爆発期に分けられる。はじめは親しい関係にあるが（ハネムーン期）、日常的な些細な行き違いや誤解を通じてDV加害者に怒りの感情が積み重なり（蓄積期）、我慢の限界に達すると一定期間DVを加える（爆発期）。ところが、人は永久に暴力を続けることができない。もちろん事故死もありえるだろうが、そういう例外を除けば、暴力がいったん治まる潮時がくる。加害者が被害者に謝ったりもする。そうすると、最初のハネムーン期に戻る。こうして、DVサイクルの悪循環が続く。

暴力には、嗜癖の性質と支配力の性質がある。嗜癖とは、悪いとわかっているけれども自力では止められない癖のことである。暴力を振るえば振るうほど、ますます自制できないパターンに入り込む。また、暴力を振るう側は圧倒的な優位に立ち、支配力を持つことになる。暴力の被害者は被支配者となり、思考が狭くなる。「大好きなあの人が私に暴力を振るうのは、私に何か落ち度があるせいだ」とか、「私が耐えてさえいれば、何とか状況が良くなる」との偏った考えに陥る（本当は、なるべく早く関係を断ち切るべきなのに）。そう考え続けているときにふと謝られたりするとハネムーン期に戻るのである。

DV被害は身体の傷以上にこころの傷跡が深い。個々人では解決しにくい深刻な事態であるとの見解から、二〇〇一年に「DV防止法」が施行された。通報、相談、保護などの仕組みが整備され、公的に保護命令（接近禁止、退去命令）ができるようになっている。

DVを深く理解しようとすると、一様でないことがわかる。DV加害者は、どうも言葉での表現力が拙い場合が多いようである。言葉でなく力に訴える。あるいは、生まれ持っての特性や生育環境がもともと暴力的な家庭だったりすることもある。また、被害者の中には、意図せず相手を苛立たせる言動をとり続ける者もいる。加害者がサディスティックなパーソナリティで、被害者がマゾヒスティックなパーソナリティの場合もある。

しかし、これらはすべて大人の都合である。

DV家庭の児童・生徒の被害をみつけたときの学校対応

子どもの側に立てば、両親の間で生じているDVは「児童虐待」に相当する。DVを子どもに見せることは「心理的虐待」に相当する。また、妻にDV暴力を振るう父が、一緒に子どもにも暴力を振るっている場合は「身体的虐待」に該当する。みつけた者には、「児童虐待の防止等に関する法律」に基づく通告義務が生じる。これは守秘義務を超える義務である。学校でみつけた場合には、実際には児童生徒からの聞き取りを二名の教師か学校関係者が行って（虐待にかかわる聴き取りは内容が深刻すぎて聞き取った側にも耐えがたい辛い気持ちが生じるため、普通二名が望ましい）、聞き取った内容によっては、学校長の最終判断で児童相談所（もしくは、地域の福祉事務所）に通告することになる。

さいごに

いじめもＤＶも減らないのが現実である。現実はそれだけではない。いじめなどの対応は、何十年経っても依然として向上していない。本章を執筆していて、ただの読み物として流されることを筆者は恐れている。万が一熟読されたとしても、ただの知識として扱われるのも嫌である。人には決断して実行すべきときがある。その決断に役立ったときになってはじめて、本章が意味をなす。

（1）井上勝夫「子どものいじめをめぐって―その深層と対応」『こころの科学』一三五号、二一―七頁、二〇〇七年（本書所収）

（2）正高信男『ヒトはなぜヒトをいじめるのか―いじめの起源と芽生え』講談社ブルーバックス、二〇〇七年

14 特別支援教育に関連する精神疾患

特別支援教育は、「障害のある幼児・児童・生徒の自立や社会参加に向けた主体的な取組を支援するという視点に立ち、一人一人の教育的ニーズを把握し、その持てる力を高め、生活や学習上の困難を改善又は克服するため、適切な指導及び必要な支援を行うもの」とされている。これをひもとけば、児童・生徒の抱える障害の基本的理解、個別性の把握、それに適合した教育環境と学習刺激の提供、さらに、それらが将来の主体的な社会参加への意欲と実現に結実することが求められていることになる。

障害には、視覚や聴覚などの身体的な障害が含まれているが、本章では、架空の事例を挙げた後に、特別支援教育に関連するいくつかの精神疾患と対応の要点を概説する。実用性を重視し、専門用語の多用や厳密な定義は避けた。場面・状況としては、通級、交流級、特別支援学級、そして特別支援学校を想定した。なお、「特別支援学級」の旧名称である「特殊学級」には、「知的級」（主に知的障害の児童・生徒が対象）と「情緒級」（主に自閉症や選択緘黙が対象）という分け方があったようだが、児童精神科医の立場からみると必ずしもこの分け方が効果的な対応と合わないと思われる。

特別支援教育の理想的なシナリオと最悪のシナリオ

理想的なシナリオ

Ａさんは、幼児期に、言葉の発達の遅れと、公園での小石を単調に並べる不思議な一人遊びへの没頭に気づかれました。地域の相談機関を通じ、病院で小児自閉症の診断が下り療育を受けました。就学前には生活リズムが定着し他児と一緒に過ごせるようになり、視線はあまり合いませんでしたがお辞儀ができ、簡単な声がけなら理解して動けるようになりました。

子どもの特徴を理解した保護者の意向で特別支援学級に就学しました。保護者を通じ療育機関から接し方のコツを引き継いだ担任が上手く配慮し、Ａさんは徐々に学校に慣れました。その後、担任交代や中学校進学でも、蓄積された教育と接し方のコツが申し送られました。特別支援学校高等部分教室卒業時にはバスや電車などを一人で利用し、困ったときには携帯電話で保護者に助けを求め、漢字書字、計算、簡単な買い物もできるようになりました。その後、Ａさんは家族と相談し、就労移行支援を試すことになりました。

最悪のシナリオ

Bさんは、Aさんとよく似た特徴を持っています。自分の子どもが普通に健康であってほしいと願う両親の意向で療育は受けず、普通学級に就学しました。すぐに集団行動に参加できないことがわかり、在籍級を巡って担任と保護者の間で意見調節がなされましたが、特別支援学級に移ったのは小学三年からでした。低学年の間、無理な集団参加が強要されるしかなく、担任とBさんが衝突せざるを得ない場面が何度か続いて双方とも大変な苦労をしました（ふとしたときに過去の嫌な場面を思い出す特性のあるBさんは、将来の長期間、これに苦しめられることになります）。

特別支援学校に移りましたが、Bさんのための対応のコツがまったく蓄積されておらず、支援級の担任が非常に苦労しました。しかも、運悪く、産休などで担任が次々と交代するので、対応のコツは誰もわからないままでした。その学校は、機械的に交流級に行く慣習がありましたが、Bさんにとってこれには何の実効性もありませんでした。追い詰められる状況が増え、Bさんは頻回にパニックを起こすようになりました。保護者と学校が意見交換しても改善策が見当たらないまま、中学校生活（特別支援学級）が終わり、特別支援学校高等部への進学が何とか決まりました。Bさんは、その日その日を過ごすのに精一杯で、生活習慣や学習の望ましい習得があまり進んでいませんでした。長い間、身につけ損なった多くの課題を克服して就労に向かえるか否かが決まるのは、これからの三年間にかかっています。

特別支援教育でかかわる精神疾患

知的障害と境界水準の知的能力

生まれつき、あるいは児童期早期の疾患のため、知的能力全体の発達が遅れるもの。たとえば一〇歳でも七歳未満程度の知的水準であれば、こう診断される可能性が高い。怠けているために学習の習得が遅れている場合はこれに含まれないが、知的能力の限界のために通常の学習課題に追いつけないのを怠けや意欲不足と解釈するのは誤解である。中等度以上の知的障害は気づかれやすいが、軽度の場合、長年見逃されることもある。

対応のコツとして、教育相談などでの知能検査の結果を参考に、児童・生徒の知的能力を推測して保護者と共通理解を図り、本人の〃のびしろ〃に適合する課題と学習刺激を与え、時間がかかってもいいので達成感を体験してもらうことがあげられる。しかも、このような「自分にはできることがある」と実感できるパターンが持続することが望ましい。筆者の臨床経験の範囲では、知的障害の児童は真面目、あるいは生真面目な性格の場合が多い。だから、その真面目さが報われないのは問題である。知的障害の教育は、特別支援教育の基本の基本と言える。

なお、知的障害ほどでなくても、一定の能力上の限界を有する、いわゆる「境界水準の知的能力」（正式な診断名ではない）がある。これが様々な不適応の一因になることがある。

自閉スペクトラム症（自閉症スペクトラム障害）

小児自閉症やアスペルガー症候群などをまとめ、最近はこの用語を使うようになっている。知的障害を合併することが多いが、知的能力が高い場合もある。種々の特性の複合体とみなしたほうが理解しやすく、基本特性に加え、個人差や成長に伴う特性の変化が認められる。以下に、典型例での主な特性をあげる。

人と親しみのある関係を結びたいとの自然な気持ちの動きや、人の気持ちを察するこころの働きが乏しい。対して、物事の順番、物の位置を記憶してそのパターンに拘泥したり、単調な遊び、ロゴマーク、パンフレットや事典的知識など極端に狭い興味を抱く。言葉の発達が遅れることが多いが、遅れが見られない場合でも会話場面で一方的に話したり、たとえ話や代名詞（あれ、それなど）の口頭での曖昧なメッセージを上手く汲み取れないことがある。過敏さと鈍感さがみられ、あまり不快でないはずの音をうるさいと感じたり（聴覚過敏）、何気ない肌触りなどを不快に感じたり（触覚過敏）、出血するほどの怪我でも平気だったり（痛覚の鈍感）する。相手の表情から感情を読み取らないのと同時に、本人の感情が表情に表れにくく、強い心理的苦痛を感じていても笑顔のままのこともある。視覚的な記憶が比較的優れている。全体より細部に注意が向く（全体を無視することもある）。嫌な体験の記憶がなかなか薄れない。複数のことを同時に考えて処理することが苦手なことが多い。自由時間より予定が決められていたほうが、心理的負担が少ない（放置されると空想遊びや感覚遊びに耽ることがある）。沸き上がった感情や考えの処理が苦手で、言葉にせず何らかの行動に表して誤解を招いたり、遠慮ない直接的な言葉で表現して相手に不愉快な思いをさせることがある。また、急な予定変更で混乱しやすい。

対応として、こうした複雑な特性をよく理解・整理し、本人の状態に寄り添った後、望ましい方向に徐々に導くことがあげられる。たとえば、その日、あるいは翌日の予定を、話し言葉ではなくて写真や絵カードなどで提示しておくことがある。対応の難易度が高く、「私の方針」といったマイペースな教育は通用しないことが多いので、他の担当者や保護者とよく情報交換することが重要である。

選択緘黙（選択性緘黙）

通常の会話の能力を持ちながら、家族やごく親しい限られた友人とは話すが、それ以外の人とは話さない現象。話さないのか話せないのかは当事者でも区別できないようである。授業中に発言を求めないなどの配慮で、普通学級で学校生活が成立することが多い。しかし、緊張しやすいことが多いので、普通学級内に本人の安心できる〝こころの居場所〟が見つけられないと、特別支援学級を利用する可能性がある。

対応のコツとして、保護者の意見を聞き入れ、まずは話さなくても楽しめる課題や学習の機会を設けることと、ジェスチャーや筆記などで、せめて「はい」「いいえ」の意志表示ができる手段を見出しておくことがあげられる。選択緘黙は長引くことが多いので、学校教師が話させることを急ぐ必要はあまりないように思われる。

小児期の分離不安障害

ここでいう「分離」は養育者から離れて過ごすことの意味である。様々な事情から、幼稚園や保育園の頃から就学した後も養育者から離れて子ども集団の中に入りにくい状態をいう。

対応のコツとしては、児童本人にとって、養育者とほぼ同等の安心できる大人を学校内に設定し、そこを安全基地に徐々に安心して活動できる範囲を広げる方法があげられる。その際に、少人数の特別支援学級を利用する可能性がある。ただし、人事異動のために安全基地をいきなり喪失することがあるので、安全基地が複数に広がっていたほうがよい。また、その児童にとって気の合う友だちの牽引力も役立つが、クラス替えのしきたりがあるので、これも複数の友だちがいたほうが望ましい。

学習障害

視力・聴力、全体的な知的能力に異常がないにもかかわらず、聞く（聞いて理解する）・話す（相手がわかるように話す）・読む（スムーズな音読や読解）・書く（正しい漢字書字や作文）・計算・推論の主に六領域のいずれかの能力が極端に低いものをいう。たとえば、読みの学習障害であれば、本人に読むことを任せると読み・読解が進まないが、誰かが読み聞かせると、その文章を聞いてよく理解できる。集団を対象とした普通学級では支援が行き届かないため、通級を利用する可能性がある。

対応のコツとして、どの領域のどの程度のハンディキャップか評価しておくことと、支援ツールの教材を用いることがあげられる。児童・生徒本人が自分で学習障害だと気づくことはほとんどないので、大人が気づくことが大事である。ウィークポイントに支援が入らないと、他の正常な能力も発揮されないままになる可能性があるので注意が必要である。

注意欠陥多動性障害（ＡＤＨＤ）

他の理由がなく、発達水準に不相応な不注意（集中持続困難や注意散漫など）、多動（授業中の離席や着座していても無駄な体動が多いなど）、衝動性（思いついた瞬間にすぐ行動に移すのでしばしば危険で問題視される）が幼児期から一貫し、家庭、家族との外出先、学校など複数の場面でみられるもの。子ども本人に聞くと、「どうしても動きたくて仕方ないし、色々なことが目につくいてとても集中できない」との答えが返ってくることもある。基本的に悪気はないが、結果として不従順な児童・生徒に映る。また、掲示物が満載の学校環境はADHDの子どもにとって注意散漫の刺激が多すぎるともいえる。この疾患に対し、厚生労働省が認可した治療薬がある。安全を確かめながら薬物治療が奏功すると、落ち着いて学校生活や学習課題に取り組めるようになる。「集中するってどういうことか生まれて初めてわかった」と感想を述べた患児もいた。

諸事情から病院受診に繋がらず、あるいは難治性のADHDで行動が問題視され続けると、特別支援学級に在籍する可能性がある。知能が高い場合もあるが、知的障害や自閉スペクトラム症を合併していることもある。

対応のコツとして、児童精神科医の立場としては薬物治療が最もメリットが大きいように思われる。さらに、あたり前のことができても、何らかの形で褒められる機会になるとよい。叱られる状況が非常に多いことへの埋め合わせと、「失敗する・叱られる」の悪循環を、「(ごくあたり前のことでも)意欲的に実行できる・褒められる」の好循環に流れを切り替える意味がある。たとえば、連絡帳の金シールがご褒美としてよいようである。

効果的な対応のための追加事項

筆者は中学校のスクールカウンセラー歴しかなく小中学校の現場に疎い者であるが、児童精神科医の立場から追加の意見を提示したい。学校現場の現実にそぐわない意見であれば、無知な者の思考としてお許しいただきたい。

特別支援教育の方針

重複になるが、個々の児童・生徒について、何をどう特別に支援するのかの方針が明瞭に把握されているべきである。医学診断を参考にしてもごく基本的な知識しか明示できないので、個別性に気づくまで、児童・生徒の特徴をよく見る必要がある。見ることで、発見や気づきが増えると理想的で、これが特別支援教育の醍醐味でもある。さらに、児童・生徒の自発的な動きと支援教育がほどよく嚙みあうことが望ましい。どちらか一方が主導権のすべてを握るのはおかしい。

特別支援学級の運営

特別支援学級には、実に様々な特徴やハンディキャップのある複数の学年の児童・生徒が居合わせることになる。ある子の元気な声や親しみ深い行動は、他の子にとっては苦痛なだけかもしれない。パニックを起こした場合は周囲の子どもへの影響が大きいので、クールダウンできる場所があったほうがよい。

つまり、場所・人手・人材が必須である。普通学級より運営の難易度が高いのは強調するまでもない。普通学級の運営に失敗した教諭の居場所ではない。

保護者との情報交換

保護者は、児童・生徒が乳幼児期の頃からずっとその子をお世話しているので、その子のことをよく知っている。保護者の意見は、素人感覚による素人言葉かもしれないが、そうであればこそ、その中には大切な知恵が秘められているものである。玄人である学校教師であれば、素人意見から対応の知恵を掘り起こせる柔軟性があったほうが望ましい。

まとめ

特別支援教育のコツは「児童・生徒からは見て学ぶ、保護者からは聞いて学ぶ」といってもよい。

(1) 井上勝夫『テキストブック児童精神医学』日本評論社、二〇一四年

15

発達障害者が引き起こす二次障害へのケアとサポートとその前提

平成一八（二〇〇六）年一二月一三日、国連総会で「障害者の権利に関する条約」（障害者権利条約：Convention on the Rights of Persons with Disabilities）が採択され、平成二六年（二〇一四）一月二〇日の本邦の批准を受け、平成二八年（二〇一六）四月一日に「障害者差別解消法」が施行された。そこでは、障害者差別を禁止し、インクルーシブな社会参加を実現すること、合理的配慮の提供、教育や労働での権利保障が謳われている。学校教育においても、この理念に則った運営が求められ、従来からある特別支援教育との整合性の調整や、理念と矛盾しない教室運営の実施が必要になる。

筆者は主に病院において小中学生の精神疾患・発達障害・心身症・深刻な悩みや苦悩に対応する臨床を行なっている立場にある児童精神科医である。学校や学級運営の現場については無知に近く、かつてのスクールカウンセラーの経験、最近のスクールカウンセラーとの事例検討、そして病院を受診した患児の保護者の話から学級の様子を推測する程度である。この限界を踏まえつつ、発達障害について、発達障害の二次障害とは何か、学校における障害者差別解消法の実現と注意点、そして二次障害の予防と対応を述べたい。ただし、障害者差別解消法の運用にあたっての前提にも筆者なりに触れた。

発達障害にみられる特徴と困難

発達障害とは、ある生得的な特徴のために、通常の生活環境では困難が生じがちなハンディキャップだと理解してよいだろう。発達障害者支援法での規定はあるものの、現在の児童精神科臨床の考え方では、おもに知的障害・境界知能（正常範囲の知的能力と知的障害の狭間にあるもので正式な診断名には採用されていないが、しばしば困難が生じやすい）・学習障害・広汎性発達障害（自閉スペクトラム症とほぼ同じ）・注意欠陥多動性障害（ADHDの略語でよく知られている）などが含まれる。

各疾患の詳細や薬物治療など医学的な内容については他の書籍にゆずるが、(1) ここでよくよく強調しておきたいことがある。それは、発達障害を有する児童生徒の支援にはその特徴の理解が大事であるということである。当然である。問題は、「発達障害」という言葉の意味の範囲が先に述べた通りきわめて広いために、発達障害といってもほとんど何の理解の助けにもならないことである。したがって、〝発達障害〟との言葉を耳にしたときに、どんな発達障害なのか、その児童生徒の個別的な特徴は何なのかを即座に問う、または考える姿勢が欠かせない。理解が遅れると支援も遅れるためである。個人情報の保護に配慮しつつ、学校、保護者、場合によっては主治医との情報交換の際は、ここまで踏み込んで理解することが必須である。「発達障害」との曖昧な言葉だけで物事を考えたために生じる不利益・齟齬・保護者や教諭の徒労を目にすることが少なくない。

発達障害の二次障害とは、種々の生得的な発達障害の基本的な特徴を「障害」とみなしたうえで、そのような特徴を有するものが、ある環境（学校なら教室。普通学級も特別支援学級も特別支援学校もそうである）におかれたときに、本人の特徴と生活環境の摩擦から生じる、二次的な種々の心理・行動上の症状のことらしい。つまり、本来、二次的、あるいは副次的・派生的な症状であるが、なぜか「二次障害」と言われるようになった。「障害」には何かが持続する意味合いが含まれるので、この言葉は間違った造語だと受け止めたほうがよい。「二次障害」の言葉を使って上滑りに考えるよりは、その児童生徒にどんな特徴があり、その特徴と今の生活環境のどこで摩擦や軋轢や負担が生じているかを検討するほうが、より賢明である。以下に、いくつかの具体的なパターンを例示する。

知的障害

小学校就学時、読めるひらがなはなく、数えられる数字は三程度。特別支援学級への就学の意見もあったが、低学年のうちは他児と同じ場で過ごさせて様子をみたいとの保護者の意向で普通学級に就学した。小学一年の後半から学習に追いつかなくなってきて、漢字の音読ができず、また、足し算の繰り上がりがどうしても習得できず、児童は困っていた。同級生との会話や一緒に楽しめる遊びも共有できず、休み時間の遊びのルールも理解できなかったため、学校に安心して過ごせる居場所を見つけられない状況になっていたが、それを自分から訴えることも、それ以前に自覚することもできなかった。さらに、担任が毎年替わる慣習の小学校であったため、児童の知的な問題に担任が気づいていても、保護者との煩雑な情報交換まではなかなか実現されなかった。

中学校にそのまま進学し、教科担任のシステムになってからさらに生徒が放置される状況が悪化した。自我にはっきり目覚める年齢になり、自分の無力さを深刻に受け止めた生徒は不登校となった。約一年間の不登校期間を経て、ようやく教育相談が進み、生徒の知的能力について判定がなされた。その後、学校と保護者の間で中学校卒業後の進路を見据えた話し合いがなされ、特別支援学級に移籍となり、そこで生徒が理解の手ごたえを感じとれる学習内容が調整され、回復に至った。

学習障害（聞くの障害）

小学生。文章の音読や読解、計算や文章題は正答できるが、聞き言葉の理解が幼児期から苦手である。集中力の問題はない。忘れ物、予定忘れが多く、指導に困った担任が保護者に連絡した。対応に困った保護者は、児童を叱るのが精一杯だったが、改善はみられなかった。幼馴染の他児と仲良く遊ぶが、そこでは親しい友だちが児童の理解できる言い方を自然に工夫していたので、行き違いは少なかった。担任教諭が産休に入り、持ち物や予定をこまめに板書する教諭が代わりの担任になった。児童は他の同級生と同様、板書された文章を連絡帳に書き写すようになり、それから忘れ物がなくなった。

広汎性発達障害

アスペルガー症候群（最近の専門用語では「自閉スペクトラム症」に含まれてしまう）の小学生。言葉の著しい遅れはないが、幼児期から単独行動を好む。普通学級に就学後、初めての運動会の練習を極端に嫌がった。両耳を手で押さえて苦しそうな表情をした。担任と保護者で相談した結果、運動会は学校の大事な行事なのでぜひ一緒に参加させたいとの担任の意見と、差別されたくないと考えた保護者の意見が一致し、そのまま練習に参加し続けた。競技練習には参加でき、短距離走のスタート合図のピストル音に怯える様子はなかったので、本番も上手くいくだろうと期待された。ところが、運動会当日、全学年とその家族が大勢集まっている場面を見て、児童はひどく参加を嫌がった。予想外のことに保護者は困り果てた。無理に生徒集団に入れようとしたところ、大声でわめき、大暴れしたため、運動会参加を断念して帰宅となった。休み時間や授業中、教室がざわめく場面になると、やはり両耳を塞いでいた。

実は児童には、人が大勢ざわめく音に対する聴覚過敏（通常ならうるさいと思われない音に対し、うるさいと過敏に苦痛を感じること）の症状があったが、見逃されていた。これを機に病院受診となり、評価と診断がなされ、通級の利用やイヤーマフの使用が検討された。

ＡＤＨＤ

幼児期から幼稚園での着席や保育士の一斉指示に注目しての聞き取り、楽しいことでも卒園式のようなセレモニーにも静かに参加することが苦手だった。小学校就学後も同様で、授業中でも立ち歩いた。その様子を見た他の児童もつられて立ち歩くようになった。自由でいたいと思う児童にとって、そのほうが楽しいと感じたためである。一方、静かに授業を受けたいと考えていた児童と、授業をスムーズに進めたい担任教諭にとっては正直迷惑であった。保護者に報告がなされ、話し合いが持たれたが改善策は見出せなかった。スクールカウンセラーを交えての話し合いの中でＡＤＨＤの可能性が話題になり、決心した保護者が児童を連れて病院を受診した。

問診・医学検査・心理検査の結果、ＡＤＨＤで薬物治療の適応があることが主治医から説明された。子どもに薬を飲ませることについて両親の間ですぐには意見が一致しなかったが、翌年になっても事態が改善しないため、両親の意見が合うようになり、薬物治療への両親の同意が主治医に伝えられた。薬物治療が始まり、幸い副作用はなく、薬物治療の効果によって授業中に立ち歩くことがなくなり、担任の話に注目し、板書を写してノートを書き、プリントの問題にも比較的長い時間とりくめるようになった。児童は、「集中するってどういうことか、生まれて初めてわかった」と感想を述べた。

権利を剥奪しないために

どの例も、児童生徒自身の特徴が困難を誘発しやすく、周囲の者の理解不足があると派生的な問題がさらに生じること、および、解決の糸口がどこかにあることを把握していただけたのではないだろうか。

最後に、学校における障害者差別解消法の実現と注意点、そして〝二次障害〟の予防と対応を述べる。そもそも、障害者とは何らかの障害があるために日常生活・社会生活に継続的に一定の制限を受ける者をいう（障害とはいうが、別の側面から見れば能力とみなせることも少なくない）。とにかく、一定の制限がある以上は、相応の配慮が必要なのはいうまでもない。そこには、何らかの区別が生じるのはごく自然なことである。

ところで、差別という言葉には、正当な理由なく劣ったものとして不当に扱うことと、区別することの両方の意味が含まれる。障害者権利条約で謳われているのは、前者の解消であり、支援のために必要な区別を崩すのが目的と考えるべきではない、というのが筆者の原則的な理解であり、前提である。おそらく〝インクルーシブな教育〟などというフレーズが一人歩きし始めると、差別の言葉に含まれるふたつの意味が混同される危険が強く危惧される。ここは注意すべきである。混同、誤解が蔓延し、反省してようやく法律の理念の真意が身に沁みてわかるといった遠回りは是非避けていただきたいというのが、児童精神科医の切実な願いである。誤解によって、児童生徒やその保護者を犠牲にしてはいけない。

なお、運営とは組織を働かせることであり、組織とは、ある目的の達成のために機能分化した個人や部署から構成される集団のことである。特別支援教育によって、すでに機能分化した特別支援学級、特別支援学校、さらに通級や交流級のシステムがある。そのいっそうの有効な運用こそが、まさしく障害者差別解消法の学校での実現である。それが、〝二次障害〟の予防と対応につながることはいうまでもない。具体的には前述のいくつかの例に示したとおりである。

まとめにかえて

「発達障害」の意味は広すぎて非常に曖昧であるため、児童生徒の理解にはほとんど何の役にも立たない言葉である。何の〝発達障害〟か、さらに児童生徒ごとの個別的な特徴は何かをよく理解、共有することが大切である。

「発達障害の二次障害」の〝二次障害〟は誤った造語である。正しくは、障害とみなされるある種の特徴を有する者（学校なら児童生徒）と、生活環境の大きな摩擦によって派生する心理・行動上の症状のことである。〝二次障害〟との安易な言葉で考えることはせず、内容をよく吟味、検討することで、おのずと支援や対応、ケアとサポートの方法がわかるものである。

支援や対応の方法が自然に思い浮かばないときは、何らかの情報不足、理解不足があると考えたほうがよいことが多い。

〝インクルーシブな教育〟とのフレーズを、一人歩きさせてはいけない。つまり、障害者差別解消法は、正当な理由なく劣ったものとして不当に扱うことの解消、障害を有する者の権利（rights）を剝奪しないことが理念の根本だと理解すべきである。このときの主人公は、障害者当事者（小中学校なら、児童生徒本人やその保護者）である。学校や担任教諭が不用意に主体性を持ち、支援のために区別すべき事項を無視して障害のある児童生徒に無理強いをさせ、「差別を解消した」などと誤った自己満足をしてはいけない。

権利を剝奪しないとは、つまり、児童生徒や保護者の意見に耳を傾けることである。

特別支援教育の効果的な運用こそが、学校現場での障害者差別解消法の実践になる。特別支援教育の効果的な運用には効率のよさの側面もある。効率が良いとはすなわち、児童生徒にも担任教諭にも無理強いがないことを意味する。これは、学校運営の要点と思われる。

無理強いがないといっても、まったく負荷やストレスをかけないとの意味ではない。適度な刺激や負荷は、これらを加えられた者の成長を促すことが知られている。これを「ユーストレス」(eustress)という。学校教育は、児童生徒に学習環境を提供し課題を与える場所である。教育の刺激や負荷がストレスであることはもちろんだが、その刺激や負荷を、児童生徒にとってなるべくユーストレスにすることが工夫のしどころであるといえよう。これは、〝発達障害〟のある児童生徒でも同様、あるいはそれ以上の要点である。

以上、小中学校教育の部外者の立場から、児童精神科臨床の枠を越えた内容にまで言及した。理解の違いは、物事の流れを大きく変えるし、誤解や勘違いは無駄である。小児の発達障害と、学校での障害者差別解消法の運用に関する筆者の理解に誤りがないこと、本章が今後の学校運営にいくらかでも寄与することを願う。

（1）井上勝夫『テキストブック児童精神医学』日本評論社、二〇一四年

16 児童精神科医からみた子どもとSNSの問題

本章では児童精神科医の立場から、ＳＮＳ（ソーシャル・ネットワーキング・サービス）と学齢期の子どもの精神保健を述べる。

ＳＮＳの機能には検索やゲームもあるが、ここでは、単文などの投稿やチャット、グループの交流など、文字・画像・動画を使っての情報伝達機能に焦点をあてる。情報伝達は社会性の一側面である。まずは子どもの社会性の健康な成長を述べる。つぎにＳＮＳの諸側面を確認する。そのうえでＳＮＳが子どもの精神保健に与える影響をとりあげる。また保護者のＳＮＳによる子どもへの影響にもふれ、さいごにＳＮＳ問題への対応について述べる。

なお、昨今、脳科学が盛んに広がっているが、脳科学からみたＳＮＳの影響について言及したいものの、一時話題になるものばかりで確立した定説は乏しい。スマートフォンの光のうち青の成分が覚醒度をあげ睡眠に悪影響を及ぼしやすいことだけはここで紹介しておく。

学齢期の子どもの社会性の展開

小学校低学年のうちは、物理的に近い子どもと友だちになることが多い。この年齢の子どもが意識できる時間と空間の範囲はそれほど広くはないことも一因である。小学校への入学は親や家族にとって真にめでたいことではあるが、実はそうとばかりも言っていられない。学校に通うことの内実は、学級というやや閉鎖的な場面に入り、担任という圧倒的な存在感のある大人と同級生で構成される集団の中で平日を過ごすことである。そこでは、時間割や持ち物の管理というかなり複雑なことが含まれた様々なルールの遵守、あまり興味が持てない課題への取り組みも求められる。ある種のサバイバルであるし、その支えになるのは、入学までの人生経験、保護者のサポート、そして友だちである。とるべき行動や物事の考え方のお手本になるうえ、遊びを通じて楽しい時間を一緒に過ごせることが友だちから得られる、双方向の支えである。

小学三、四年生の頃になると状況が変化する。成績票にも残る「学習」や「運動技能」といった能力に関し、他の子と比べ自分はどうであるかに、徐々に直面することになる。そのほか、「人前で何かパフォーマンスをする能力」「友だちを作る能力」といった種々の能力についても、相対的に自分はどうであるかについてどこかで意識する。これが強く意識されると、優越感や劣等感を体験することになる。また、以前と比べれば意識できる時間や空間の範囲が広がる。その結果、友だちは「近くの友だち」から「気の合う友だち」におのずと移行する。難しいのは、ほどよく平等で相互性が保たれる友だち関係に収まらず、支配と服従の関係がこの時点から起こりうることである。実態は主従関係であるのを「友だち」とのワンパターンな単語でしか表現できないのは非常に残念なことである。イジメが起きうる局面も芽生え始め、加害者と被害者の関係が「友だち」と呼ばれうるのである。

小学校高学年になると、子どもの行動や役割がより複雑になっていく。中学受験、スポーツ競技のいっそう本格的な活動などもある。ここで、この時期の子どもは非常に現実的に物事を考えるようになることを強調しておきたい。まず、自分の家族はどんな人であるか、学校の様々な人たちはどんな人か、自分の知っている範囲での「社会」について、内心かなり現実的に考える。さらに自分はどんな人かも冷静に見つめる。思春期・青年期に入ると主観がまたもや強くなることを考えると、たとえではあるが、この時期を「子ども時代が一度完成する時期」とみなせるのではないかと筆者は考えている。このたとえを踏まえるなら、次にひかえている思春期・青年期は、「大人時代の赤ちゃん」と表現することもできるだろう。

社会スキルの面では「協力できること」「妥協できること」、そして「勝っても負けても競争という状況に耐えてその場を大きくは乱さないこと」が重要である。これらのスキルが伸長するのもこの時期である。これらは、その後の人生でも非常に重要である。しかし、その伸びの程度の個人差があるので、上手くかみ合わないことがあるかもしれない。協力の下手な人、いつまでも妥協できない人、競争の場面に耐えられない人もいるということである。

さらに、数名の子ども内だけでの「秘密」の役割も大きい。大人には内緒の、仲のいい子数名間でのいくつかの隠しごとである。そこには仲間の絆を高める意味がある。まだあどけないながらも「恋バナ」（男女の恋愛に関する話）も含まれ始めるだろう。とくに女児で「仲良しグループ」が作られ始める。しかし、そのグループは安定性に乏しく、ほどよい間合いにも欠き、きわめて流動的である。「仲良しグループ」は崩れやすい。

中学生の時期に入ると、一般に主観が強くなり客観的な思考が後退する場面が増える。より自分なりの主観で物事を考えたがるし、自分の存在意義すら模索するようになる。身体が第二次性徴を迎えるので、心理的に親から離れざるをえない。自己像も新しく作り直すことになる。この難しい状況を支えてくれるのは「親友」である。それは、自分なりに納得のいく自己像を形成するための「モデル」、つまり、自分もそうなりたいと思うお手本や理想の人（ときに身勝手に思い込む理想だったりするが）であるし、さらに、この感性豊かな時期の複雑な情緒を強く共有する「自分のことを何でもわかってもらえる」相手でもある。しかし、そのような「親友」に出会えることはそう多くはないであろう。

問題は「親友」を求めたい気持ちが裏目に出たときである。期待が大きい反動として、「裏切られた」といった極端な言葉で考えがちだし、孤立、無視、イジメ被害といった深刻な状況への進展もありうる。心理的に揺れが大きいこの時期であるが、現実的にも、高校受験、部活動の早朝練習や週末の試合、そして日々の宿題や学期毎の定期試験もあって、どうしようもなく忙しいのがこの頃である。

ここまで、学齢期の子どもの社会性を概観したが、SNSの影響は、そうした社会性の成長過程にときにメリットとして、しばしばリスクとして織り込まれていくのである。

SNSの特徴

子どもの精神保健へのSNSの影響を理解するために、SNSの特徴を確認しておく。

SNSでは、①文字入力や画像や動画が投稿される。文字なら比較的短い文章で、画像や動画は如何様にも切り取りうる。スマートフォンなどを経由して情報が手早く伝達される。②伝える相手の範囲は個人から特定の集団、そして不特定の個人や集団までの広がりがある。③情報の発信と受信の時間には制限がなく、すぐにでも後ででも、また時刻と関係なしに発信、受信できる。

このようにSNSは非常に便利であるが、これらの機能すべてがデメリットと表裏一体である。①文字入力の段階で、伝えたい内容のニュアンスと入力された文字の間にずれが生じる。所詮、言葉はアンビバレントなものである。「私はあなたを信じます」と肉声で言われても信じるか信じないかの迷いはすぐに生じるではないか。文字でも同様である。用件の伝達に文字はよく適するが、意見、心境、心情の表現にはあまり適さないと思うことがしばしばある。②発信された文字は発信者の意図を超えて一人歩きすることがありうる。秘密の枠もあっさり壊されやすい。いわゆる拡散もありうる。拡散した情報への反応の主導権は受信者、あるいは受信者集団にある。発信者個人対受信者集団の構図がすぐに形成される。SNSを使ったグループもあるが、先に述べた「仲良しグループ」の流動性がいっそう高まるだけかもしれない。さらに、ある種のワードを契機に危険な受信者にすぐに繋がりうることは、いくつかの犯罪としてよく知られている通りである。③発信、受信、受信者からの反応や回答（いわゆるレス）が時刻・時間帯と関係ないため、「SNSのために時間を割く」との形が、すぐに「SNSに時間を縛られる」との形に変貌しうる。

SNSが子どもの精神保健に与える影響

SNSのデメリットについては先に示した通りであるが、精神保健の観点から整理しなおしたい。①に関して、入力された文字の解釈のときに起こるささいな誤解から生じるイジメの問題がある。ヒトは霊長類なので、残念ながらそもそもイジメを行う生き物であるらしい（ちなみに、文明文化が発展した現在でも、大人たちが〝部族ごっこ〟、つまり、組織内外での戦ごっこをするのはすぐに思い当たる。人がヒトという生物種であることから逃れられないことがよく理解されよう）。イジメが発生する雰囲気や素地ができてしまえば、あとは標的選びが始まる。イジメ被害にあわないためには、自分が標的にならなければよいということになる。このときにSNSがかかわる。SNS上でのささいな誤解からイジメの標的が選ばれるのである。イジメ被害が深刻な場合、心的外傷後ストレス障害とよく似た症状が生じることがある。

②にかかわり、「仲良しグループ」の形成を巡る駆け引きが、SNSによってより辛辣なものになることがありうる。何らかのつまらない誤解による仲間はずれは、本人に一定のダメージを与えるだろう。集団無視に曝され続けると、根強い無力感がいつまでもこころに残ることがある。いつまでもというのは、高校卒業以降でも長く続くとの意味である。また、思春期の頃は、物事や人に対する期待が主観的に大きくなりがちな反面、期待外れのときの感情的な反応も大きくなりがちである。そこから生じる「死にたい」などといった、本来は物騒な言葉、こころの中でしかつぶやかれない言葉がSNS上でつぶやかれると、多大な反応を招くこともある。ときには、実際に殺されてしまうこともある。家族機能が歪んでいるとか、子どもに何らかの精神疾患がある場合なども、SNSを通じて容易に危険にさらされる。自力では耐えられない何らかの不快感を自傷行為で刹那的に晴らそうとする子どももいる。自傷行為は癖になることや、頻度や傷の深

さがエスカレートしがちなことも知られている。自傷の傷の画像をSNSに投稿する者もいる。一見理解し難い行為であるが、こういう自分を世の中の誰かに認めてもらいたいとの承認欲求が働くらしい。そうした者が集まるSNSのサイトにのめり込むと、事故死につながりかねない深刻な自傷への進展もありうる。

③については冒頭でもふれたが、睡眠習慣への悪影響が非常に大きい。SNS上で雑談するのは楽しい時間かもしれない。だが、何についてでも言えることだが、楽しいことをやりすぎると過労やストレスが起こる。自分からの発信に対する反応を性急に期待している場合は、レスがないと腹立たしい気持ちになるかもしれない。楽しみを先延ばしにできる能力は学齢期に発達することが知られている。だから、SNSでの反応をせっかちに求めるのは、情緒発達からいえば幼い子どものありようだ。さらに、このために睡眠習慣を粗末にすることは、もともと忙しい中学校生活の日中の活動や健康維持の障害となる。寝入ってしまってSNSでレスができなくなる「寝落ち」など、児童の精神保健の常識から言えば、およそ考えられない状況である。

さて、最近筆者が気になっているのは、保護者の「仲良しグループ」、いわゆる「ママ友」の辛辣な側面である。そこでも、SNSが上滑りなやりとりを助長している。特定の保護者が集団からの非難の標的になりうる。そうなると、その子どもにも悪影響が及ぶ。子ども間のもめごとを子どもたち自身で解決に向けられたのに、双方の保護者がそれぞれ自分なりの了見で関与したあげく保護者が対立したために、子どもが探り当てた解決策が台無しになることもある。こういうときに最も拙劣なのは、子どもではなくて保護者である。物事を見る視点の低い保護者である。SNSが、大人の中に眠っているそうした不甲斐なさを引き出してしまうともいえる。SNS仲間に「相談」して、実は自分に賛同する味方を増やしているだけの、冷静さに欠いたやりとりに終始し、無益な対立になるといったパターンが目立つ。また、たしかに学級運営に適さない教諭がいないこともないが、SNSで保護者たちが担任を拙速に貶めるのも異常な事態である。SNSは、大人でも上手には扱いきれないシステムなのである。

SNS問題への対応

SNS問題の対応について、筆者は特効薬をもはや見出せないと悲観的に考えている。SNS問題への対策は、保護者による躾や学校教師による教育ではほとんど追いつけないであろう。むしろ、SNSを開発した企業が良心的なのであれば、ぜひ子どもに向けてSNS問題の予防と解決策について、責任を持って研修してほしいと考えている。しかし、営利目的の企業がそのような殊勝な活動を無料で行うとは思えない。

最近数年間、この問題について筆者は多くの児童精神科医や精神科医の発言に注目してきたが、その中で印象に残ったのは「せめて○時前にはスマホを止めて眠りましょう」との意見程度である。さらには、ＳＮＳで出会う相手との危険な行為に対し、被害が大きくならないようにするための具体的な注意喚起の大切さを再確認するくらいである。

役立つ対応をほとんど提示できないで本章を終えるのはどうかと思うので、せめて私事を提示したい。筆者の場合、自分の子どもには高校生の途中までＳＮＳが使えるスマートフォンは持たせないでいる。もちろん、不便な思いをしているようだ。定期試験のヤマに関する情報交換はメールかパソコンでのやりとりで補っている。意外だったのは、ＳＮＳ仲間に入らなくても毎日学校で会話するので、友だち関係に支障が生じていないことである。しかし、誰でもそうであると自信を持っては言えない。

極論が許されるのであれば、「小中学生にＳＮＳは不要」だと述べたい。

（１）Rey, J. M. (ed.): IACAPAP Textbook of Child and Adolescent Mental Health. IACAPAP, 2015.
（２）中井久夫「いじめの政治学」『アリアドネからの糸』二―二三頁、みすず書房、一九九七年

解説

北里大学医学部精神科学助教
神谷俊介

二〇二一年九月一六日、井上勝夫先生は急逝された。

井上勝夫先生は、北里大学精神科学の准教授の任にあり、長年、相模原市の寄付講座「地域児童精神科医療学」の中心メンバーとして相模原市の児童精神医療を担ってこられた。

いつも冷静沈着で論理的な人であり、最新の文献から学び続けるだけでなく、患児に対しいつも真摯に理解を深めようと向き合い、目の前の患児やその家族の言葉から学ぼうとされていた。

常に仕事が早く、締め切りの何ヵ月も前に原稿を仕上げてしまう方だったので、人生という大きな仕事も誰よりも早く仕上げてしまったのかも知れない。

一〇年以上前から隣の外来ブースで仕事をご一緒し、多くのことを教えていただいたが、もっといろいろ聞きたかったという思いが溢れてしまう。

今回、この論文集の解説の話を頂戴して、改めて勝夫先生の過去の論説の多くに目を通す機会を得た。いつも語られていた言葉が随所に散りばめられており、懐かさとともに、日常の児童精神科臨床において今も色あせず忘れてはならない金言ばかりだと改めて思う。すこしでも多くの人にその言葉が届くことを願ってやまない。

以下、収録した論説について、読者のため簡単に補足しておきたい。

私はいつも迷っている。だから、いつも患児から教わっている

多くの患児を抱え、再診察人数が一日四〇人を超すこともあり、すごい勢いで診察をこなす姿からは一見まったく迷っているようには見えない。ただ時々、医局で「う〜ん、困りましたね〜」と呟くことがあったのを思い出す。話を聞くと、もうすでに疑問点に関する文献的な検索は終えた後であり、児のその後の成長も含めた最適解を探しておられることが多かったように思う。そして、疑問点が残るときは、「まだ患者と話が足りないのだろうね」と話されていた。

本論の端々から感じられるのは、勝夫先生がいつも見立てを大事にされて、常に客観的であろうとし、誰が聞いても納得できる方針を意識されていたことである。明確な根拠を踏まえ、丁寧に説明した治療方針をカルテに必ず記載し、最後にはそのカルテをプリントアウトして患児と家族にお渡しすることもあった。多忙な外来の中で、簡単に真似できることではないと思う。

僕をはじめ、北里大学の後輩精神科医が勝担当していた患児たちを引き継いだが、勝夫先生の診断、方針は明確で、いつでも引き継ぐ準備のできているような理路整然としたカルテに驚愕したものだ。

同じ医療者として見習いたい。

小児の発達障害において病識を獲得されることの是非をめぐって

勝夫先生は、いつも言葉を大事にされていた。僕が初学者の頃、若気の至りで、あいまいな理解のまま発した専門用語をよく正されたことも今では懐かしい。

本論では、まず病感と病識の言葉の定義から始まり、病識の獲得過程において治療者側の精神障害に関する本質的な理解の必要性に触れている。その獲得のために、患者との対話の繰り返しの中で患者から教わることの重要性に言及されている。

病感や病識が治療や予後に及ぼす影響にも触れて、これらを丁寧に扱うこと自体が治療的であることを教えてくれる。

自閉スペクトラム症診断における先入観の克服

自閉スペクトラム症において、特に誤診の可能性が生じやすいのは、現在のわが国の精神医療が抱える問題の一つだろう。本論では、特性の強弱が定型発達の人と連続していること、状態像が発達段階や生活環境で変化することなど、自閉スペクトラム症そのもののもつ特徴によると述べる。僕も一〇年以上同じ患児を見守る中で、成長に伴い自閉スペクトラム症を示唆する所見が薄まっていく子や、曖昧な所見がはっきりと際立っていく子を診てきた。教科書や診断定義を眺めただけで、誰でもすぐに理解し診断できるわけではないのだ。診断する以上、その後も治療、支援にもかかわる気概が求められる。

本論では、スクリーニングと認知心理学の用語を使って、誤診を防ぐ方法について具体的な工夫を述べている。①発達障害という曖昧な言葉は使わない。特性や障害領域をはっきりわかる病名をつける。②特性評価の際は、聴取内容の具体性を高める。質的な差異がはっきりわかるようにすべきである。③診断の際は、一度は反証し吟味すること。④診断の際は、すべての精神疾患の可能性を一通り考えることに触れている。

実際の勝夫先生の初診カルテの中に、④について厳密に適用したと思われる記載を目にすることも多く、この四つを常に実践されていた。

大人の自閉スペクトラム症の過剰診断

本論は「大人のＡＳＤ診断は、精神科医の能力を試している」という一節で締められている。まさに、勝夫先生の精神科医としての端然とした姿勢を表しているようである。社会に向けたメッセージである前に、自閉症スペクトラム症（ＡＳＤ）臨床と向き合うにあたってのご自身への戒めだったのではないか。

ＡＳＤ臨床においては「不適切な過剰診断を避けること」が重要であり、そのため、診断基準に沿った評価や診断根拠とする特性評価、生活歴・発達歴からの多角的な情報収集、社会資源利用を考慮した診断といった観点をとりわけ強調して述べられている。ＡＳＤ患者のもつ「ウィークポイント（特性）＝社会不適応・精神的不調」といった単純な図式に安易に押し込めてしまい誤診やくずかご診断とならぬよう、勝夫先生は常に緊張感をまとった診療を実践されていた。患者の利益につながる診断でなければならない、根拠をもった診断でなければならないといった先生の声は、今も僕の中で響いている。

ＡＤＨＤ診療実践における前提と留意点

ＡＤＨＤの臨床（診断や治療）は一見単純なものとみなされる傾向があるが、実臨床ではとても複雑である。「ＡＤＨＤでないものをＡＤＨＤと呼ぶべきではないのに、ＡＤＨＤしか知らない者はＡＤＨＤとしかいえない」という勝夫先生の言葉からも、そのことがうかがえる。

「落ち着きがない」という一見ＡＤＨＤ症状のようにみえる主訴に対しても、安易に診断を下してはいけない、多動・衝動性があっても、それに影響を及ぼしうるさまざまな要因を一つひとつ評価することが重要である、と述べている。本論を通して、患者の訴えをどのように受け取り、考え、理解・診断していくのかという、精密機械ともいえる勝夫先生の思考回路を垣間見ることができる。ＡＤＨＤ臨床ではとかく症状に目が向きがちであり、治療においても「薬を飲めば治る」といった誤解も少なくないだろう。本論で先生が語るように、ＡＤＨＤを治すことが治療目標ではなく、患者の個別性への配慮、つまり、患者自身がＡＤＨＤ症状と折り合いをつけ、自分らしさを獲得していく過程を支え続けることが最も優先すべきことであり、また、それを乗り越えていく患者の姿を見守っていくことがＡＤＨＤ臨床の魅力であると思う。

大人のＡＤＨＤにおいて一般精神科医が児童精神科医へ求めるコンサルテーション

大人になって初めてＡＤＨＤと診断される患者の診察をする場合、児童精神科医から一般精神科医へのコンサルテーションはとても重要である。いや、むしろ児童精神科医はＡＤＨＤ臨床についてもっと積極的に啓発していくべきであろう。本論では、随所にわたって勝夫先生のＡＤＨＤ臨床に関する知恵が示されており、幅広く豊かな臨床経験に裏付けられた先生の仕事を思い出させる。一読するだけでその臨床のあり方全体が見渡せ、難渋する自験例を頭に浮かべながら読んでいると、まるで紙面上でコンサルテーション受けているようである。

ＡＤＨＤと言えば子どもの障害と広く認知されているが、子どもから大人に至るＡＤＨＤの症状の変化や評価・診断、治療を縦断的にまとめた論文は少ない。その意味でも、これはＡＤＨＤの患者に携わる人すべてに有用な論文だと言える。今自分が評価、診断、治療・支援のいずれの過程で躓いているのか、きっと明確になるだろう。

発達障害とうつ病

本章には、生涯一臨床家という勝夫先生の気概が溢れており、患者の個別性をどれほど尊重しているかというある種のこだわりが垣間みられる。内的・外的な適応に困難さを抱える発達障害（注意欠陥多動性障害：ＡＤＨＤ、広汎性発達障害：ＰＤＤ）患者のうつ状態へ陥る危険性が十分に想像できる一方で、彼らの抱える内的世界（何を体験しているのか）に関する研究の少なさを指摘し、問題を提起している。発達障害やうつ病といった言葉が蔓延し拡大解釈された結果、過剰診断を引き起こしかねないといった懸念や、操作的診断基準の遵守と一人ひとりの内的体験を重視する臨床的態度とにどう折り合いをつけていくべきかを自問し続け、その答えを探し求めている姿は、まさに臨床家そのものであったと思う。

働くことと自閉スペクトラム症

成人して就労するが職場（業務や対人関係）に適応できず、自閉スペクトラム症と診断を受けた人の困難さや課題、周囲がすべき配慮や支援などについての実用的な話題が相当詳細に網羅されている。ＡＳＤの特徴を有する同僚や部下、あるいは上司への対応を考えるにあたっては、この論文一つで十分かもしれない。ここで取り上げられている内容は、勝夫先生が臨床実践で出会ってきた患者たちの生の声に違いない。もっとＡＳＤの本質について社会全体が理解し、決して医療だけで抱えることのない環境を醸成・熟成していくことを先生はこころから願い、そのような社会に一歩でも近づけるよう模索しながら、その職責を果たそうとしてきたのである。

多彩な身体愁訴が前面に現れる精神疾患

子どもは自分のこころをうまく言葉にできない。その事実を十分に理解しているからこそきめ細やかに計画された診療上の工夫が求められる。長年にわたる児童精神科医としての勝夫先生の経験に基づいた診療のコツは、僕にとって今も診療上の羅針盤となっている。ただそれは、精神科医、児童精神科医、臨床心理士という専門性を備える勝夫先生ならではの妙技と呼べるものも含まれており、自分のものにしていくことはなかなか大変な道である。というのも、基本的鑑別の手続きや薬物療法の利用、そして身体疾患の可能性を考える精神科医としての姿勢の堅持（science）と、柔軟に患者の個別性を重視していくこと（前ＥＢＭの発想：art）のバランスはとても難しく、まさに「全人的アプローチの具体的実践」と言えるものである。

子どもの心身症・身体症状

心因性誘因のある身体症状（機能性慢性疼痛など）を取り上げ、「子どものこころに何が起こっているのか」「こころとは、そもそも何か」について、児童精神医学や臨床心理学の領域に留まらず、小児科学や脳科学、さらには人工知能やデータサイエンスといった領域にまで拡げて考察を深めている。まさに、「こころ」に対するマクロ・ミクロの両視点からの探究である。また、臨床においては、身体の痛みの代替がこころの苦痛であることを十分に理解するのが重要であると言い、「身体に異常はないからこころの問題である」とすぐに断じてしまう態度を非難している。そして、小児科医や臨床心理士など、子どもを支援する立場の専門家に対して、期待の高さから、やや厳しい論調でその役割の重要性を訴えている。言葉での説明が足りない子どものこころを把握することは難しいが、それでも広く知識を修めてわかろうとしなければならないという、勝夫先生の児童精神科医としての覚悟の高さを感じさせる。

起立性調節障害と不登校

前章同様、身体の不調を訴える子どもとかかわる者に対して「落とし穴」や「混乱」といった言葉を用いて、厳しい提言がなされている。子どもの声をいかに聞く（理解する）か、たとえ言葉になっていなくても進むべき方向性を明示し、子どもを導こうとすることが専門家の役割であると述べ、小児科医やスクールカウンセラーなど専門家の果たすべき役割を具体的に示している。多少辛辣ではあるものの、それは勝夫先生の期待の高さゆえであり、専門家はぜひともそれに応えていただければと思う。そして、最後の「患者本人に伝えたいこと」は、子どもにどのように説明すべきかが逐語的に書かれており、まるで教本のようである。と同時に、先生の臨床観にも触れることができる。初歩者、上級者にかかわらず、とても意義深い。

子どものいじめをめぐって

児童精神科医である勝夫先生のこれまでの臨床実践から、いじめについての考察がなされている。

いじめは過酷で悲痛な体験であり、その後の人生に少なからず悪影響を及ぼしうる。しかし、歴史的にみてもいじめは何度も繰り返され、解消される未来は想像しにくい。勝夫先生はそのような実情を憂いつつも、理知的に対処しようと試みている。「なぜ、いじめはなくならないのか」という問いに対し、いじめをなくすことは困難であるが、そうであるからこそ、いじめを受けた子どもに対して早期に「手入れ」をし、「こころの荒地」にならぬように防ぐことが必要なのだと訴える。

本論では「なぜ」という言葉が多用されており、先生もきっと、答えが得にくい難題とひたすら向き合い、自分にできる最善の行動を模索していたのだろう。

いじめの基本的理解、予防と早期発見・DV家庭の児童・生徒の被害をみつけたとき

本論では、いじめとDVを取り上げ論じている。前章ではいじめをなくすことの難しさを論じていたが、DVも同様である。しかも、いずれも、被害を受ける子どもにとって、自分ではどうすることもできない無力感やその理不尽さを強く覚える体験である。一見冷静な語り口調ではあるが、文書の端々にそのような現実に対する憤りが滲み出ており、勝夫先生の忸怩たる思いを垣間見ることができる。そして、子どもを守るべき大人に対して、そのような事態を決して見逃さないでほしいという切実な願いも同時に込められているようである。

特別支援教育に関連する精神疾患

特別支援教育は、児童精神科医にとっては馴染みが深く、そこで働く教員たちはいわば同志である。勝夫先生もそうした立場から論じられており、医療と教育は連携をより強化すべきで、そのためにももっと医療側から情報を発信していく必要があると考えていた。通常級の一斉指導への適応が困難な子どもであっても、特別支援教育の中で個別性を重視され、一人ひとりが安全・安心な感覚をもてたなら、「自分にもできることがある」という努力が報われる経験が得られる。それは今後の人生にとって非常に大切なことだ。「児童・生徒からは見て学ぶ、保護者からは聞いて学ぶ」という最後の表現に表れているように、子ども一人ひとりのニーズに応えようとする姿勢は、子どもを支える大人すべてが備えておくべきものであり、勝夫先生からすれば「基本中の基本」なのである。

発達障害者が引き起こす二次障害へのケアとサポートとその前提

勝夫先生は、子どもの個別性の重要性を繰り返し強調されている。発達障害という曖昧な言葉が招く誤解や弊害は、先生にとって常に我慢ならないことであった。昨今、国の施策に基づき、障害者に対する差別の禁止、インクルーシブな社会参加の実現、合理的配慮の提供、教育・労働での権利保障といった支援が動き出しているが、いまだ社会はその黎明期を抜け出せていない。特に学校運営に関しては、障害者差別解消法を掲げ、「みんなと同じ」を強要することはぜひとも避けてもらいたいと訴え、支援が必要な子どもを正しく区別することがその子の権利や安全、さらには将来を保障することにつながるとしている。発達障害患児への二次障害を防ぐ支援やインクルーシブな教育とは、すべての子どもが、その子に応じた教育や支援を受けて、健やかに成長できる機会を提供することである。子どもを支えるすべての支援者がそのことを理解し、各自がそれぞれの役割や責任の下で実行していける社会の実現を勝夫先生は望んでいた。

児童精神科医からみた子どもとSNSの問題

ＳＮＳは、子どもたちを取り巻く環境を一変させた。というより、現代の子どもにとっては生まれたときからすでに当たり前の環境であって、時代の変化に戸惑っているのは実は僕たち大人だけなのかもしれない。児童精神科医ならば、子どものこころに影響を与える時代の変化に常にアンテナを張って関心を向け続けるべきだろう。とはいっても、こうした新しい環境を十分に理解したうえで、子どもと向き合うには、まだまだ僕たちには修練が足りない。本論では、勝夫先生の臨床経験に基づく発達論を展開しつつ、一般的な発達経路において、ＳＮＳがどのような影響を与えるのか考察を深めている。最後に極論としつつ「小中学生にSNSは不要」と締めくくっているが、ＳＮＳが蔓延する社会において、これまでの児童思春期心性に係る発達論のどこを活かし、また修正すべきなのかなど、勝夫先生もきっと悩まれていたに違いない。

14　特別支援教育に関連する精神疾患　『学校運営』59巻2号、22-25頁、2017年
15　発達障害者が引き起こす二次障害へのケアとサポートとその前提　『学校運営』58巻12号、24-27頁、2017年
16　児童精神科医からみた子どもとSNSの問題　『学校運営』60巻8号、12-15頁、2018年

※再録にあたり、著作権継承者の了解を得て、時制の見直し、用語・用字の統一、誤記の訂正、見出しの付与など必要最低限の修正を施した。（編集部）

初出一覧

1　私はいつも迷っている。だから、いつも患児から教わっている。『こころの科学』190号、67-71頁、2016年
2　小児の発達障害において病識を獲得させることの是非をめぐって『精神科治療学』30巻、1315-1320頁、2015年
3　自閉スペクトラム症診断における先入観の克服『精神神経学雑誌』119巻、719-726頁、2017年
4　大人の自閉スペクトラム症の過剰診断『臨床精神医学』44巻、31-36頁、2015年
5　ADHD診療実践における前提と留意点『臨床精神医学』47巻、593-598頁、2018年
6　おとなのADHDにおいて一般精神科医が児童精神科医へ求めるコンサルテーション『精神科治療学』28巻、319-324頁、2013年
7　発達障害とうつ病『こころの科学』146号、76-80頁、2009年
8　働くことと自閉スペクトラム症『こころの科学』195号、10-16頁、2017年
9　多彩な身体愁訴が前面に現れる精神疾患『小児科診療』74巻、76-81頁、2011年
10　子どもの心身症・身体症状『こころの科学』200号、81-86頁、2018年
11　起立性調節障害と不登校『こころの科学』217号、67-72頁、2021年
12　子どものいじめをめぐって『こころの科学』135号、2-7頁、2007年
13　いじめの基本的理解、予防と早期発見・DV家庭の児童・生徒の被害をみつけたとき『学校運営』61巻5号、16-19頁、2019年

著者紹介

井上勝夫（いのうえ・かつお）

医学博士、精神科専門医・指導医、日本児童青年精神医学会認定医、日本小児精神神経学会認定医、子どものこころ専門医、臨床心理士。専門は児童精神医学。

1965年生まれ。1996年、山形大学大学院医学研究科卒業。南陽市立総合病院、米沢市立病院、北里大学医学部精神科学助手を経て、北里大学医学部地域児童精神科医療学特任准教授。2021年没。

単著に『テキストブック児童精神医学』『テキストブック児童精神科臨床』（共に日本評論社）、共著に市川宏伸、内山登紀夫、広沢郁子編集『子どものこころのケア』（永井書店）、齊藤万比古編集『子どもの心の診療シリーズ1　子どもの心の診療入門』（中山書店）、神尾陽子編集『成人期の自閉症スペクトラム診療実践マニュアル』（医学書院）ほか。分担翻訳にマイケル・ラター、エリック・テイラー編『児童青年精神医学』（明石書店）、パスカル・アカルド、バーバラ・ホイットマン編『発達障害辞典』（明石書店）。

子《こ》どもに学《まな》ぶ精神科医《せいしんかい》のココロエ

2022年9月25日　第1版第1刷発行

著　者　井上勝夫
発行所　株式会社 日本評論社
〒170-8474 東京都豊島区南大塚3-12-4
電話 03-3987-8621［販売］
-8601［編集］
振替 00100-3-16
印刷所　港北メディアサービス株式会社
製本所　井上製本所
装　幀　図工ファイブ

ISBN978-4-535-98526-1